广东省科技厅《2019年度科技创新普及项目》立项支持项目

漫话消化道健康

Talking About the Health of Digestive Tract

主编 ZHU BIAN 张北平 | 陈延

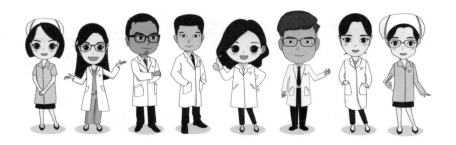

北京大学医学出版社

MANHUA XIAOHUADAO JIANKANG

图书在版编目（CIP）数据

漫话消化道健康 / 张北平，陈延主编 . —北京：北京大学医学出版社，2021.1
ISBN 978-7-5659-2312-8

Ⅰ.①漫…　Ⅱ.①张…②陈…　Ⅲ.①消化系肿瘤 -诊疗　Ⅳ.①R735

中国版本图书馆 CIP 数据核字（2020）第 223902 号

漫话消化道健康

主　　编：张北平　陈　延
出版发行：北京大学医学出版社
地　　址：（100083）北京市海淀区学院路 38 号　北京大学医学部院内
电　　话：发行部 010-82802230；图书邮购 010-82802495
网　　址：http://www.pumpress.com.cn
E－m a i l：booksale@bjmu.edu.cn
印　　刷：北京强华印刷厂
经　　销：新华书店
策划编辑：陈　奋　　　责任编辑：安　林
责任校对：靳新强　　　责任印制：李　啸
开　　本：880 mm×1230 mm　1/32　印张：6.5　字数：170 千字
版　　次：2021 年 1 月第 1 版　2021 年 1 月第 1 次印刷
书　　号：ISBN 978-7-5659-2312-8
定　　价：38.00 元

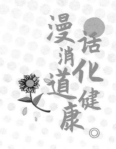

编委

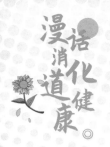

漫话消化道健康

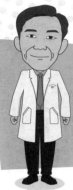

罗云坚

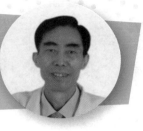

主任中医师，教授，博士生导师，博士后合作导师。原广东省中医院副院长，广东省名中医，享受国务院特殊津贴专家，国家中医脾胃重点专科学术带头人。擅长内科疑难病，尤其是消化系统疾病的诊治。

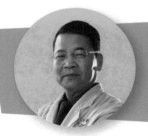

黄穗平

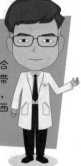

医学博士，主任中医师，教授，博士生导师。博士后合作导师，广东省名中医，国家中医脾胃重点专科学术带头人，世界中医药学会联合会消化病专业委员会副会长，中华中医药学会脾胃病分会副主任委员。擅长中医、中西医结合诊治消化系疾病及消化内镜诊治技术。

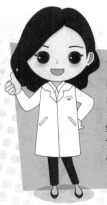

张北平

医学博士，主任医师，博士研究生导师。广东省中医院脾胃病科大科主任，国家中医重点专科学科带头人，第三批全国老中医药专家吉良晨教授学术继承人，中西医结合学会消化内镜学专业委员会大肠早癌专家委员会主任委员。擅长消化道早癌及癌前病变中西医结合治疗。

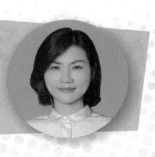

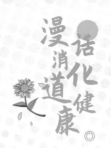

漫话消化道健康

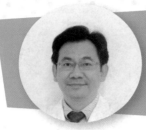

陈延

医学硕士，主任中医师，硕士研究生导师。广东省中医院芳村医院脾胃病科主任，广东省中医院青年名中医，全国名老中医药专家学术继承人，广东省中医药学会中医脾胃病专业委员会副主任委员。擅长炎症性肠病(包括溃疡性结肠炎和克罗恩病)、慢性胃炎、消化性溃疡等疾病的中西医结合治疗。

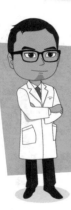

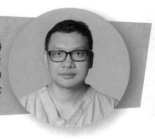

刘添文

医学硕士，副主任医师。广东省中医院总院脾胃病科科主任，中国中西医结合学会消化内镜学专业委员会结直肠早癌诊治专家委员会秘书，广东省肿瘤内镜中西医结合分会委员。擅长胃肠道早期肿瘤的内镜下诊断及治疗及术后中医治疗。

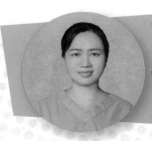

李叶

医学博士，广东省中医院脾胃病科副主任医师。师从国医大师杨春波、广东省名中医罗云坚、子午流注针药诊疗继承人王忠文。中国中西医结合学会消化内镜学专业委员会青年副主任委员，中国中西医结合学会超声内镜专家委员会青年委员。擅长消化道炎癌转化性疾病的中西医结合治疗。

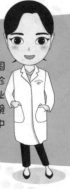

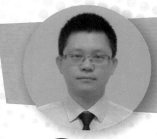
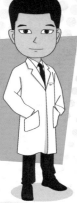

吴文斌

医学硕士，广东省中医脾胃病科副主任医师，担任中国中西医结合学会消化内镜学专业委员会青年委员，广东省中医药学会消化病专业委员会委员，擅长消化道早癌及胆、胰腺疾病内镜下诊断及中西医诊治。

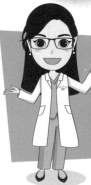
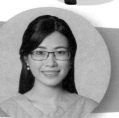

钟彩玲

医学硕士，广东省中医院总院脾胃病科医师，担任广东省保健协会脾胃健康分会委员，擅长胃食管反流病、胃肠道息肉、慢性胃炎等常见消化系统疾病的中西医结合诊治。

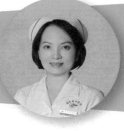
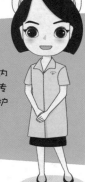

林燕凤

护理学硕士，副主任护师，广东省中医院总院消化内镜中心护士长，担任广东省护理学会消化内镜护理专业委员会副主委，广东省护士协会消化疾病及健康护士分会副会长，擅长消化内镜护理。

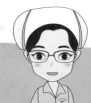
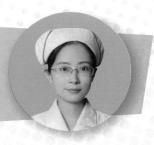

黄媛

护理学学士，主管护师，广东省中医院总院脾胃病科护士长，担任吴阶平医学基金会炎症性肠病联盟护理专业委员会副主任委员，广东省护士协会互联网+延续护理委员会常务委员，擅长消化系统疾病护理。

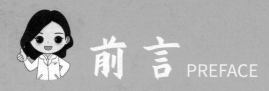

前言 PREFACE

消化道健康医学科普

健康科普教育是传播健康理念和增强民众自我健康管理能力的有效途径，拥有丰富医学知识的医护人员是健康科普责无旁贷的主力军。《"健康中国2030"规划纲要》中也强调要加强健康教育，鼓励利用新媒体拓展健康教育。

消化系统疾病是临床高发疾病，消化道肿瘤又是我国高发癌种。当民众出现消化道不适时，有的人过分担心，恐癌造成了其严重的心理负担；有的人沿袭不良生活习惯，接受不规范的治疗，导致病情反复；有的人又存在"不愿意查、不知道要查、在哪里查"的情况，引起病情延误，导致我国消化道癌早诊率不足15%。这些情况的出现，根源就在于消化道健康意识的薄弱。这时候，健康科普就显得尤为重要。

这本科普作品，由临床工作的一线医师编写，具有专业性；以漫画形式展现专业知识，具有创新性；融入了中医养生防病知识，具有实用性；另设有"小知识"一栏，专门解答民众的疑问和认识误区，具有趣味性。我们以消化道健康为切入点，尽我们的绵薄之力推进"健康中国"工作。

本书的编写工作得到了广东省科技厅"2019年度科技创新普及项目"的立项支持。同时感谢广东省中医院总院脾胃病科青年文明号、广东省中医药学会消化道肿瘤防治专业委员会及广东省保健协会脾胃健康分会在本书编撰过程中给予的支持;感谢罗云坚教授、黄穗平教授等专家给予的指导;感谢广州市艾锐文化传播有限责任公司李一华先生带领的团队为我们设计的精致原创漫画。

相信本书的出版,可以为民众获取权威消化健康知识提供便捷途径,提高民众消化疾病的防治意识,特别是消化道早癌的防治意识,让人人都享有消化道健康!

《漫话消化道健康》全体编委

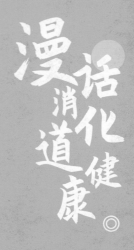

目录
CONTENTS

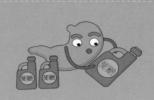

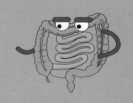
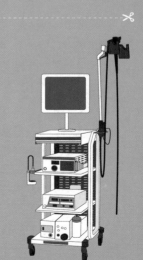

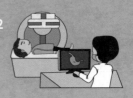

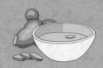

第三章　食得顺畅

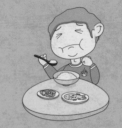

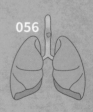

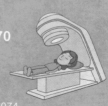

第四章 只胃健康

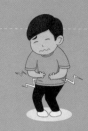

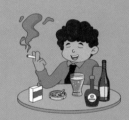

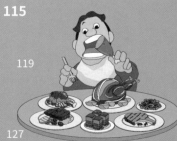

第五章　肠治久安

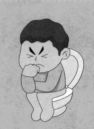

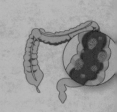

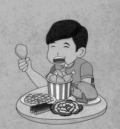

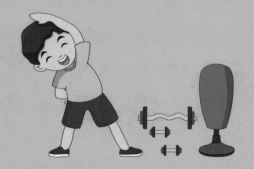

第一章
胃肠那些事

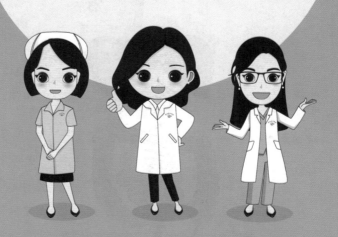

1.认识消化系统

民以食为天，吃是我们每天必做的事情，食物经消化吸收给我们提供能量，而大家又是否了解我们的消化系统呢？其实消化系统(digestive system)由消化道和消化腺两大部分组成。

- 消化道是食物在我们身体内通过时的所走的道路。
- 消化腺则是分泌消化液,帮助分解消化食物的化工厂。

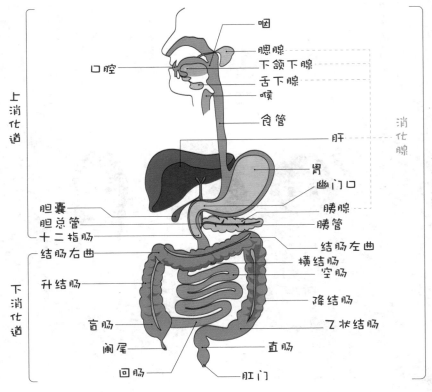

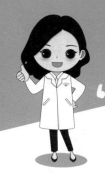

● 很多人觉得自己很瘦，就会说，我消化不好，吃了也不长胖。消化好了，就能长胖了吗？
● 我们先来了解一下食物在我们人体的旅途是怎么样的？

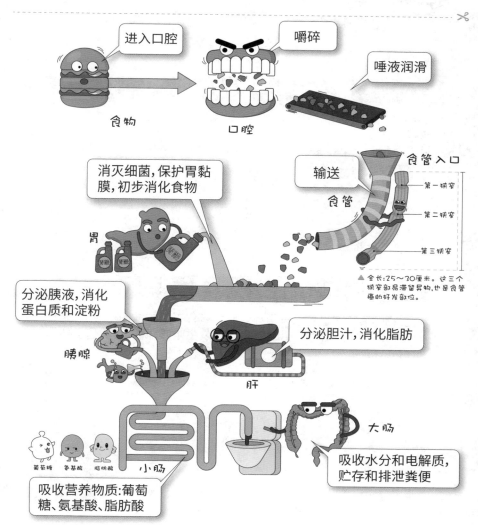

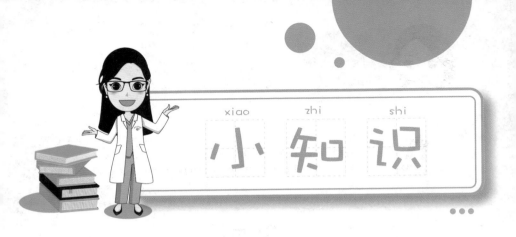

小知识

---

1 小知识:为什么米饭嚼着嚼着会变甜?

唾液里面含有淀粉酶。

我可以将淀粉分解成葡萄糖

甜味来源

淀粉酶　淀粉

葡萄糖

---

2 小知识:吃东西呛到是怎么回事?

食物顺着空隙进到了气道,阻挡了呼吸,于是气道剧烈收缩,想将误入的食物、液体等推出气道,就会发生呛咳,呛咳其实是身体的自我保护。

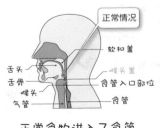

正常情况

软扣盖
喉头盖
食管入口部位
舌头
舌骨
喉头
食管
气管
气道

正常食物进入了食管

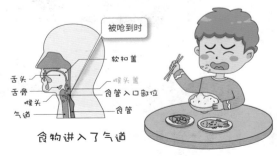

被呛到时

软扣盖
喉头盖
食管入口部位
舌头
舌骨
喉头
食管
气管
气道

食物进入了气道

3 小知识：为什么吃错了东西会呕吐、腹泻？

如果我们吃了被细菌严重污染的食物，细菌太多，胃酸无法杀灭，细菌就会在胃内繁殖，分泌有毒物质，刺激我们的胃黏膜，我们的身体就会反应性地将食物呕吐出来；

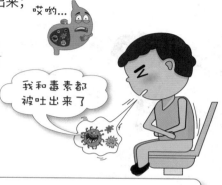

如果细菌随着食物进入了肠道，我们肠道就会分泌肠液，稀释有毒物质，同时加快蠕动，将有害物质排出，于是就会发生腹泻。

> 我和毒素都被吐出来了

> 呕吐、腹泻，其实都是中医所说的身体驱邪外出的表现。

4 小知识：胰腺在哪里？

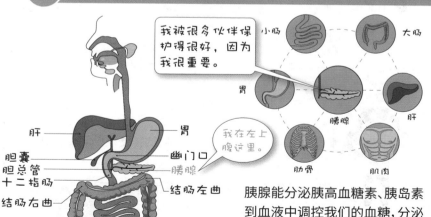

> 我被很多伙伴保护得很好，因为我很重要。

> 我在左上腹这里。

胰腺能分泌胰高血糖素、胰岛素到血液中调控我们的血糖，分泌胰液到消化道参与消化。胰腺功能不正常，可以引起胰腺炎、糖尿病等疾病。

5 小知识:什么样的便便才算是正常?

大便的评估包含了2方面的内容:

1.大便次数

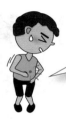

① 便秘
大便次数1周少于3次,就可以考虑存在便秘情况。

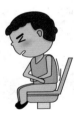

② 腹泻
而一天(24小时)内排便超过3次,就考虑存在腹泻情况。

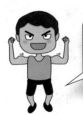

③ 正常
1周多于3次,1天又少于3次的排便次数我们都认为是正常。

2.大便的性状

医生为了更好的评估大便性状,制定了布里斯托粪便性状量表。

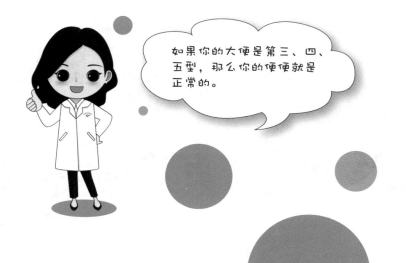

1	一颗颗硬球(很难通过)	便秘
2	香肠状,但表面凹凸	
3	香肠状,但表面有裂痕	
4	像香肠或蛇一样,且表面很光滑	正常
5	断边光滑的柔软块状(容易通过)	
6	粗边蓬松块,糊状大便	
7	水状,无固态块(完全呈液体状)	腹泻

如果你的大便是第三、四、五型,那么你的便便就是正常的。

2.消化道肿瘤离我们有多远?

消化道肿瘤是原发于消化道的一大类疾病的总称,包括良性肿瘤和恶性肿瘤。消化道恶性肿瘤包括食管癌、胃癌、结直肠癌、胰腺癌、肝癌等。

 食管癌

胃癌

结直肠癌

 胰腺癌

肝癌

据统计2018年

我国新增癌症病例数 380.4万例

我国新增癌症病例数380.4万例、死亡病例数229.6万例,也就是说平均每分钟有将近7个人确诊癌症,每分钟将近5人死于癌症。

 死亡病例数 229.6万例

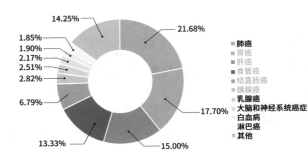

14.25%

1.85%
1.90%
2.17%
2.51%
2.82%

6.79%

13.33%

21.68%

17.70%

15.00%

■肺癌
■胃癌
■肝癌
■食管癌
■结直肠癌
■胰腺癌
■乳腺癌
■大脑和神经系统癌症
白血病
淋巴癌
■其他

而癌症发病率及死亡率前10位里面,消化道肿瘤占了50%。消化道癌形势严峻,必须提高警惕,加强预防。

3. 怎么样才能早期发现消化道肿瘤？

①当身体有了这些症状，须警惕有可能得了肿瘤，一定要尽早就医检查：

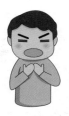

1

食管癌的报警症状：

胸骨后疼痛不适，进食通过缓慢并有滞留感或哽噎感、进行性吞咽困难。

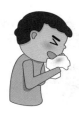

2

胃癌报警症状：

消化道出血、呕吐、消瘦、上腹部不适（隐痛、烧感、胀满）、上腹部肿块等。

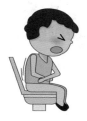

3

肠癌报警症状：

消化道出血（大便带鲜血、粪便潜血试验阳性）、消瘦、腹部肿块、排便习惯改变（便秘、腹泻）等。

②没有症状,也要积极接受胃肠镜筛查。

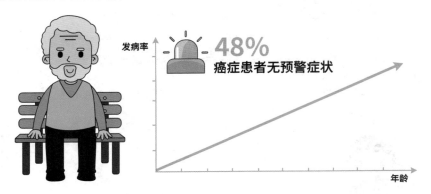

推荐40岁以上无症状人群接受一次胃肠镜检查。特别是有消化道恶性肿瘤家族史的朋友,更需要严密筛查。

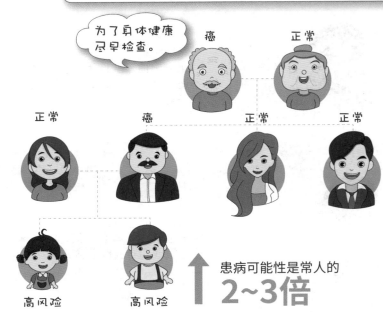

为了身体健康尽早检查。

患病可能性是常人的
2~3倍

4.肿瘤是如何分期的?

肿瘤细胞最开始是由正常的细胞发展而来,肿瘤随时间发展会不断长大且不受控制,生长的过程中就会侵犯其他正常的组织(浸润),同时肿瘤细胞随着血液、淋巴等转移到其他地方去播散(转移)。通过内镜、CT等可以评估肿瘤的浸润和转移情况。

● 癌症的早、中、晚期就是根据肿瘤细胞浸润和转移的情况来分的。

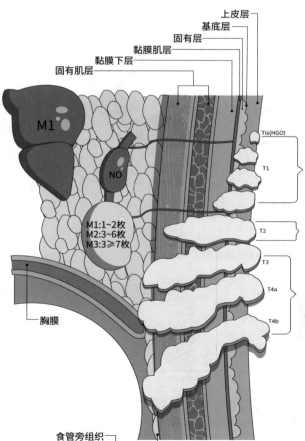

固有肌层
黏膜下层
黏膜肌层
固有层
基底层
上皮层

M1

NO

M1:1~2枚
M2:3~6枚
M3:3≥7枚

胸膜

食管旁组织

Tis(HGO)

T1

早期癌
指肿瘤只在局部生长,体积小,没有转移到淋巴结及其他地方。
(可完整切除)

T2

中期癌
指癌症有局部浸润,同时周围淋巴结转移,但没有转移到身体其他地方。
(可完整切除)

T3

T4a

晚期癌
指局部的组织都有癌细胞浸润,而且全身的其他部位也有转移的癌灶。
(不可完整切除)

T4b

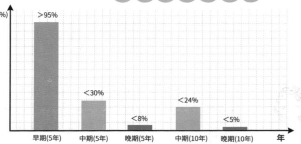

食管癌患者术后

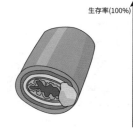

生存率(100%)

- >95% 早期(5年)
- <30% 中期(5年)
- <8% 晚期(5年)
- <24% 中期(10年)
- <5% 晚期(10年)

年

早期食管癌术后5年生存率>95%，而中晚期食管癌术后5年生存率仅为8%～30%，10年生存率5%～24%。

胃癌患者术后

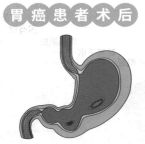

生存率(100%)

- >90% 早期(5年)
- <30% 进展期(5年)

年

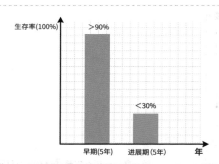

早期胃癌患者术后5年生存率＞90%；进展期胃癌患者术后5年生存率＜30%。

结直肠癌患者术后

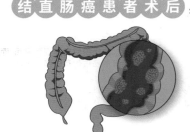

生存率(100%)

- >90% 早期(5年)
- <70% 进展期(5年)
- <20% 晚期(5年)

年

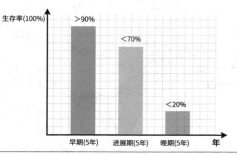

早期结直癌术后5年生存率超过90%，而局部进展期结直肠癌5年生存率约70%，晚期结直肠癌则仅为20%。

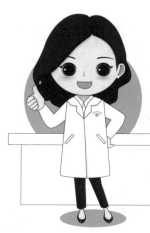

5.什么样的人容易得消化道肿瘤？

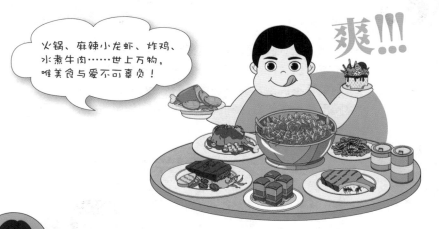

火锅、麻辣小龙虾、炸鸡、水煮牛肉……世上万物，唯美食与爱不可辜负！

爽!!!

① 喜食腌制、辛辣、油炸、高温食物及红肉的人

● 研究提示腌制、辛辣、油炸、高温食物及摄入过多红肉（牛肉等）可增加消化道肿瘤发生的风险。

 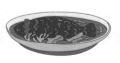

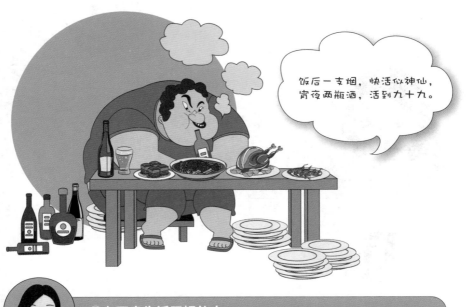

②有不良生活习惯的人

● 吸烟、饮酒是食管、胃及结直肠肿瘤发生的危险因素。不吃早餐、饮食不规律、用餐速度快、暴饮暴食、吃剩饭剩菜等不良饮食习惯是胃癌的危险因素,会导致胃黏膜反复损伤修复,降低胃黏膜的保护作用,长期作用可引发癌变。

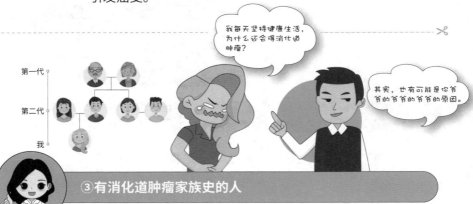

③有消化道肿瘤家族史的人

● 消化道肿瘤具有明显的家族聚集现象,可能与共同的遗传背景有关,也可能与共同的不良生活习惯相关。

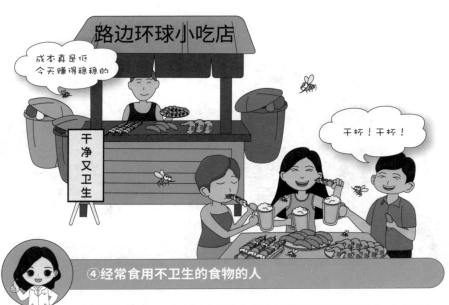

④经常食用不卫生的食物的人

● 食物生产、加工和储存过程中都有可能受到真菌污染。在长期食用真菌污染，或不同菌株的混合污染的食物，会促进食管癌的发生。其作用机制包括产生促癌毒素或促进食物中亚硝酸胺的合成并与其协同致癌。

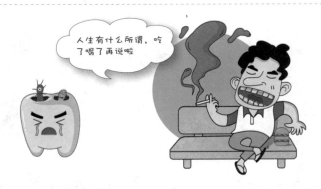

⑤不注重口腔卫生的人

● 对我国食管癌高发区人群进行调查发现：多数居民口腔卫生条件差，易发生龋齿或缺齿，口腔内细菌滋生，亚硝胺类物含量增加，增加罹患食管鳞癌的风险。

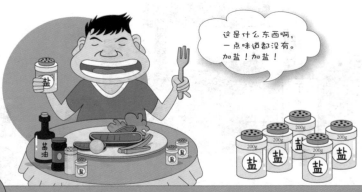

⑥爱吃咸的人

● 高盐过咸的饮食与胃癌的发病率和死亡率升高有关,日本随访研究发现每日摄盐超过10 g明显增加胃癌发病率,高盐饮食不仅可直接损伤胃黏膜,增加机体对致癌物的易感性,而且高盐食物中含大量硝酸盐,与胃癌发生关系密切。

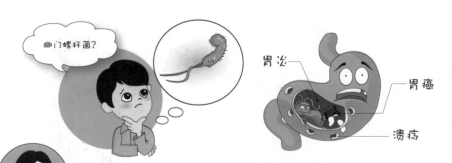

⑦感染幽门螺杆菌的人

● 幽门螺杆菌可使胃癌发生风险增加2倍。幽门螺杆菌感染后,会导致胃部急性、慢性炎症,消化性溃疡,长此以往,会增加胃癌的发生概率。

第二章
漫谈胃肠镜检查

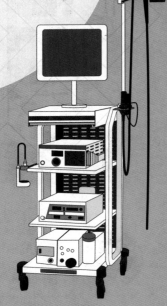

1.什么是胃镜?

● 胃镜系统由3部分组成:

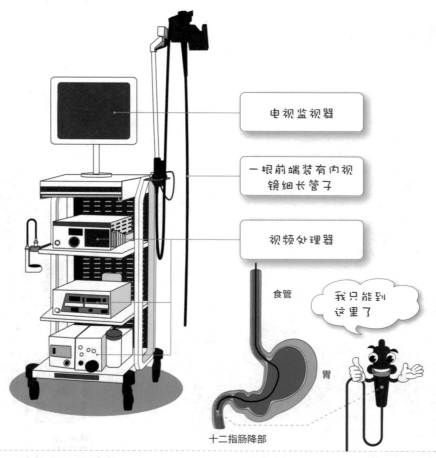

电视监视器

一根前端装有内视镜细长管子

视频处理器

食管

我只能到这里了

胃

十二指肠降部

三部分连接起来,图像就可以在电子屏幕上显示。
检查的时候,医生用手拿着镜身前端,将胃镜从口腔慢慢推送到十二指肠降部。

2.哪些人需要做胃镜?

 胃镜检查是发现食管、胃和十二指肠球部、降部病变的金标准,所以以下情况的朋友需要进行胃镜检查:

1 患者如果有以下上消化道的症状:

腹胀

腹痛

烧心、嗳气

反酸

吞咽不畅

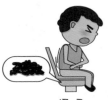

吐血

黑便

2 原因不明的上消化道出血可以进行急诊胃镜的检查。

3 有上消化道症状做过上消化道造影,提示有食管、胃病变患者,需行胃镜检查。

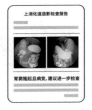
上消化道造影检查报告

胃窦隆起且病变,建议进一步检查

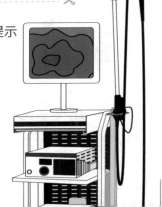

4 年龄在40岁以上,有食管癌、胃癌家族史的人。

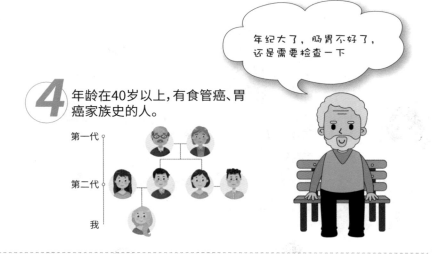

5 上消化道异物。

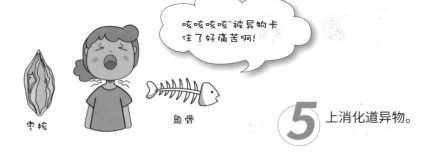

6 既往有食管、胃部病变(反流性食管炎、胃溃疡、十二指肠球部溃疡、萎缩性胃炎等)的患者。

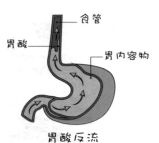

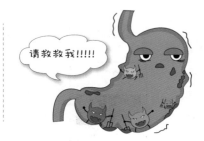

3.胃镜检查有哪些方式？

● 胃镜检查根据是否麻醉, 可分为普通胃镜和无痛胃镜两种方式。

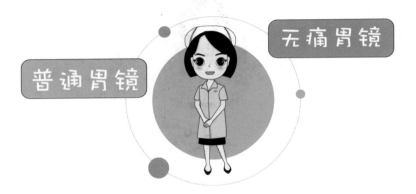

无痛胃镜

普通胃镜

一、普通胃镜

①口咽部麻醉, 减少恶心不适: 检查前10～15分钟1%给予盐酸达克罗宁胶浆或 1%利多卡因胶浆5～10 ml(毫升)含服, 含在喉头深处, 检查前将麻醉剂慢慢吞下。

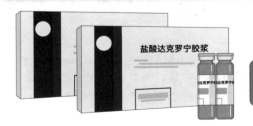

盐酸达克罗宁胶浆

10～15分钟

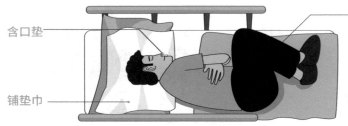

含口垫

铺垫巾

姿势准备

②姿势准备：侧卧在检查床上，双腿屈曲往腹部收，双手合抱胸前。

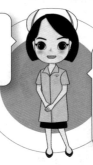

③含口垫、铺垫巾：医生会让患者含一个口垫，防止患者牙齿咬到镜身；含麻药后，唾液分泌增多，在受检者头下铺垫巾，防止唾液流至床面。

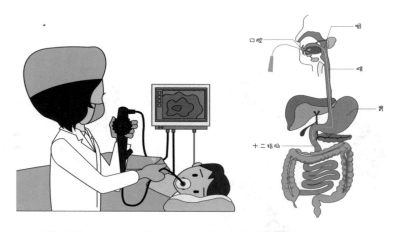

口腔

咽

喉

胃

十二指肠

④医生检查：医生持镜身，依次从口咽部推送至十二指肠球部，进行食管、胃、十二指肠的黏膜观察。

▲ 胃镜检查的时间约10分钟，若碰到病变部位，需要仔细观察，或者有胃息肉需要行镜下的治疗，检查时间则需要延长。

二、无痛胃镜

无痛胃镜 ｜ 无痛胃镜检查方法和普通胃镜一样。

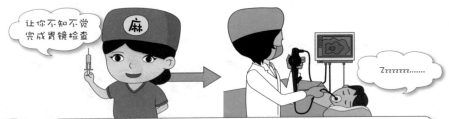

无痛胃镜即是在麻醉的状态下进行胃肠镜检查，静脉注射麻药后，你会睡着了，睡醒后检查或者内镜下的治疗就做完了，患者全程没有知觉。

▲ 无痛胃镜检查的时间约10分钟，若碰到病变部位，需要仔细观察，或者有胃息肉需要行镜下的治疗，检查时间则需要延长。

三、磁控胶囊胃镜

● 随着科技的发展，更加舒适的胃镜检查技术投入临床使用。磁控胶囊胃镜检查的出现使胃镜检查变得更舒适。

"胶囊内镜"全称为"遥控胶囊内镜系统"，又叫磁控胶囊内镜。

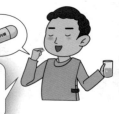

它只需患者随水吞下一粒胶囊内镜，经过15分钟左右便可完成胃部检查。

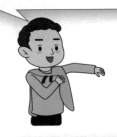

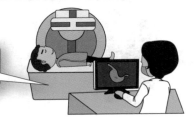

患者全程是清醒的，可以和医生交流，也没有任何不适。

4.胃肠镜检查前有哪些注意事项?

1 检查前至少6小时停止进食,2小时前禁止饮水。

2 若是选择做无痛胃肠镜,需提前完成心电图检查,术前配合麻醉医生进行麻醉风险评估。

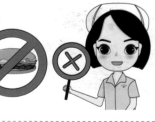

3 如需行息肉切除或治疗的患者,需停用抗凝抗聚药一周(阿司匹林、波立维、利伐沙班等,记得详细告知主诊医生服药情况),并提前完成全血分析及凝血功能检查,主动向医生出示检查结果。

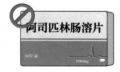
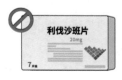
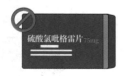

4 行无痛胃肠镜检查,必须有成年人家属陪同。未成年或年老体弱、智力精神障碍患者必须有监护人陪同方可进行检查。

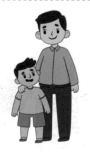

以下症状者不可行无痛的胃肠镜检查。

⊘感冒 ⊘鼻塞 ⊘流涕 ⊘咳嗽

高血压患者 糖尿病患者

降压药 降糖药

 高血压的患者当天降压药用小口水送服；糖尿病患者，停服降糖药，待检查完毕，正常进食后服用。

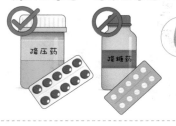 糖尿病的患者，等候过程中出现心慌、出汗等低血糖不适，及时进食糖果、葡萄糖水等补充葡萄糖。

出汗 心慌

 出现低血糖，及时补充葡萄糖。

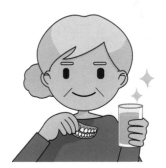 有活动义齿的人，检查前预先取下义齿，以免误入气道。

5.胃肠镜检查后有哪些注意事项?

① 饮食:

没有做内镜下的治疗, 胃镜检查结束后1小时, 患者清醒后即可正常进食及饮水。肠镜检查结束后, 患者清醒后即可正常进食及饮水。

胃肠镜报告
正常

有做内镜下的治疗, 医生会详细交代饮食的注意事项。

胃肠镜报告
异常
内镜下治疗

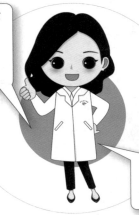

② 活动:

无痛胃肠镜检查后,需要一定的复苏时间,

我有点头晕没力。

无痛胃肠镜检查后,需人陪同及看护,不能独自下诊疗床,以免跌倒。

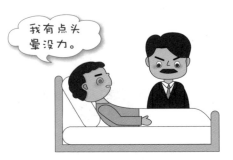
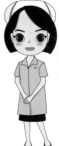

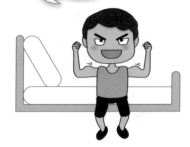

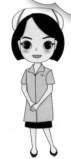

③其他：

无痛胃镜检查结束后24小时不能做以下事情：

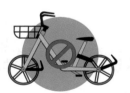

骑车

开车

高空作业

操作重型机器

精算及逻辑
分析工作

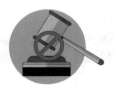

重大的决定

签署法律文件

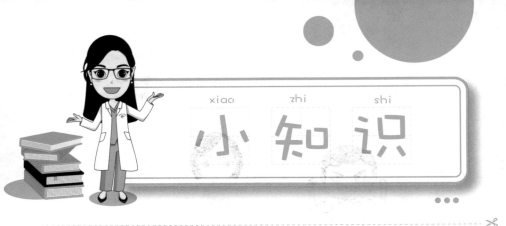

小知识

1 小知识：胃镜的由来

胃镜的发明，纯属偶然。

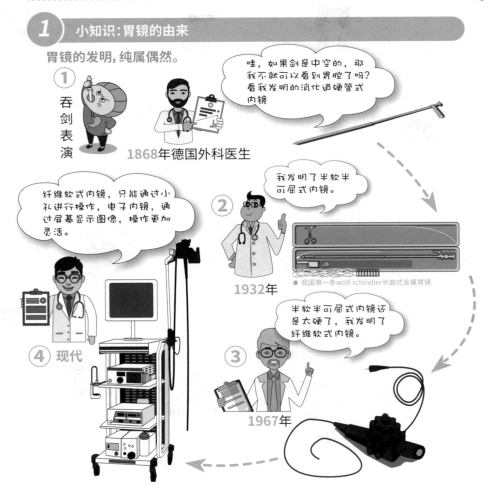

① 吞剑表演

1868年德国外科医生

哇，如果剑是中空的，那我不就可以看到胃腔了吗？看我发明的消化道硬管式内镜

② 1932年

我发明了半软半可屈式内镜。

● 我国第一条wolf-schindler半曲式金属胃镜

③ 1967年

半软半可屈式内镜还是太硬了，我发明了纤维软式内镜。

④ 现代

纤维软式内镜，只能通过小孔进行操作，电子内镜，通过屏幕显示图像，操作更加灵活。

2 小知识:胃镜检查在下午,上午还能吃东西吗?

 上午检查AM

晚饭后禁食

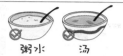 **下午检查PM**

| 早餐 | 粥水 | 汤 | 午饭 | |

早饭可吃流质食物,午饭不能吃

 年老、体弱者可以通过静脉或喝葡萄糖等来维持能量。

3 小知识:减轻胃镜检查恶心感有什么妙招?

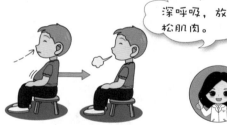 深呼吸,放松肌肉。

鼻子吸气　嘴巴哈气

 可以减轻紧张情绪和恶心感哦!

4 小知识:无痛胃肠镜检查不能偷吃东西和喝水!

至少6小时停止进食,2小时前禁止水饮水,可保证胃内排空。

 至少 **6** 小时

 2 小时前

无痛胃肠镜检查时受检的患者需用镇静药,用药后受检者就会入睡,胃内有食物及液体则有可能会因呛咳反流到咽喉,误吸入气道就会造成窒息,这是非常危险的,严重时甚至会有生命危险。

5 小知识：胃镜检查完，为什么口里会麻木？

胃镜检查前受检者含服的盐酸达克罗宁胶浆是黏膜表面麻醉剂。部分受检者口腔、咽喉的麻木感会持续，这时候无需太担心，随着药效消失，麻木感也会消失。

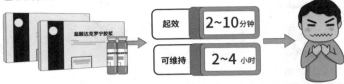

起效 2~10分钟
可维持 2~4小时

口腔麻木感明显的时候，就不能马上进食或饮水，避免呛咳的情况发生。

6 小知识：胃镜检查完，咽喉不适怎么办？

胃镜检查的镜子需要通过咽喉部，如果检查过程中，受检者有恶心呕吐反应，或不自主的吞咽动作，咽喉部黏膜与镜身摩擦，局部黏膜可能会受损，就会有咽痛情况，可以服用利咽的食物缓解症状。

①青橄榄
橄榄，果肉味涩，久嚼微甜，有利咽功效，可用于咽喉肿痛。

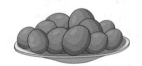

青橄榄

②胖大海泡服
胖大海，味甘甜，有利咽功效，可用于咽喉肿痛。胖大海2~3颗，开水300毫升泡服，可重复冲泡。

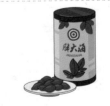

胖大海

③木蝴蝶泡服
木蝴蝶，味微苦、甘，性微寒，有润肺利咽功效，可用于咽痛喉痹。木蝴蝶3~6克，开水300毫升泡服。

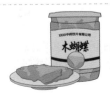

木蝴蝶

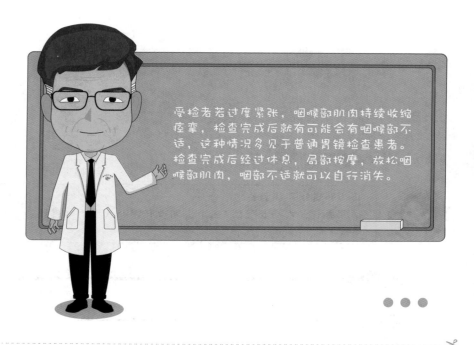

受检者若过度紧张，咽喉部肌肉持续收缩痉挛，检查完成后就有可能会有咽喉部不适，这种情况多见于普通胃镜检查患者。检查完成后经过休息，局部按摩，放松咽喉部肌肉，咽部不适就可以自行消失。

①休息

减少说话、吞咽，让咽喉部肌肉群得到充分的放松及恢复。

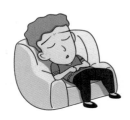

②按摩：颤喉头

手拇指与其余四指分开，置于喉结两侧及其周围皮肤，慢慢地用力向上下左右旋转式按摩颤动，每次做10～20下，并按压1～2分钟，以局部皮肤潮红发热为度。

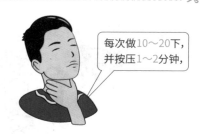

每次做10～20下，并按压1～2分钟，

6.什么是肠镜？
哪些人需要做肠镜？

● 肠镜的设计构造原理和胃镜是一样的。

肠镜和胃镜不同点：
镜深更长：大肠长度约1.5米，所以肠镜的长度也比胃镜要更长。

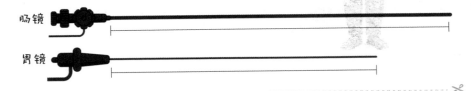

肠镜

胃镜

检查时，医师手持肠镜，自肛门开始推送肠镜，通过旋转、推进的方式最终把肠镜的前段送至回肠的末端，依次进行回肠末端、全大肠黏膜观察，以发现病变。

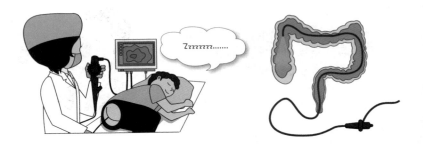

肠镜检查是发现和诊断肠道疾病最常用的检查，如果有以下症状的患者，则需要完善肠镜的检查：

 患者如果有以下下消化道的症状：

腹胀　　腹痛　　腹泻　　肛门重坠　便秘　　大便带黏液　粪便潜血阳性

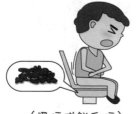   下消化道出血的病人，可以进行急诊肠镜的检查。

（黑便或鲜血便）

 有下消化道症状做过下消化道造影，提示有肠道病变患者，需行肠镜检查。

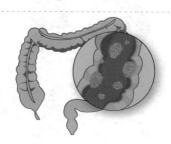

有大肠癌家族史的人，年龄在40岁以上，需行肠镜检查进行消化道肿瘤筛查。

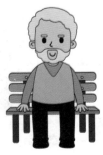

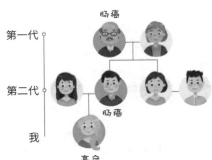

5 既往有肠道病变(溃疡性结肠炎、克罗恩病、肠道息肉等)的患者，治疗后，复查肠镜进行病情评估及随访。

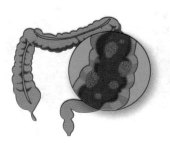

溃疡性结肠炎

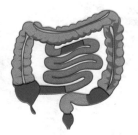

克罗恩病

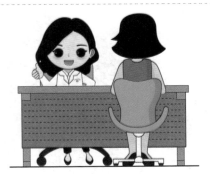

6 既往肠道手术后，术后需定期复查肠镜以随访。

7.肠道准备有哪些注意事项？

①饮食限制：检查前1天开始低纤维饮食或清流质饮食，以下是可吃与不可吃食物：

| 蔬菜 | 肉类 | 带籽水果 | 豆腐 | 面 | 水蛋 |

②肠道准备：常用清肠剂：复方聚乙二醇电解质散

清肠原则：
检查前禁食6小时以上，
禁水2小时以上，
服用泻药后排便至清水样。

6小时   2小时

以广东省中医院消化内镜中心使用复方聚乙二醇电解质散（和爽）为清肠剂的肠道准备方法为例介绍。

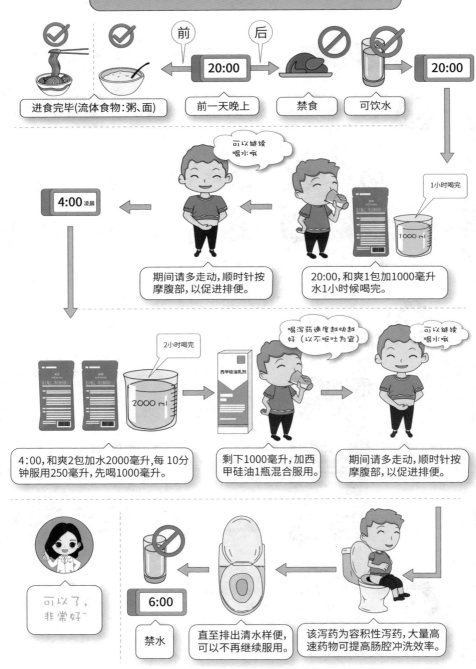

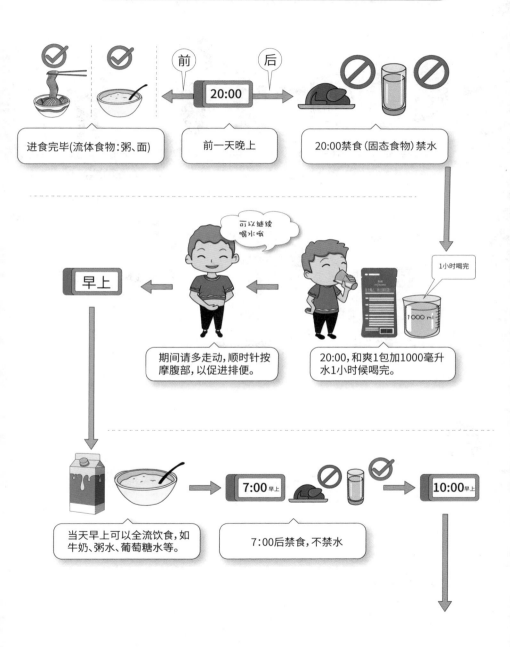

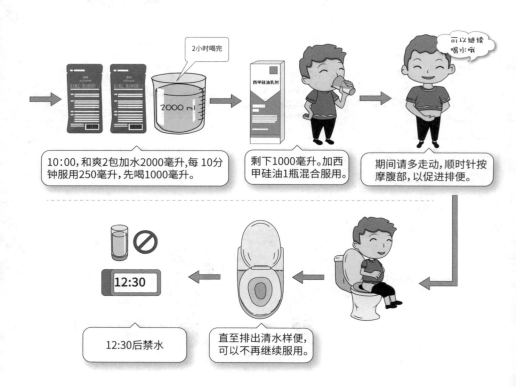

10:00，和爽2包加水2000毫升，每 10分钟服用250毫升，先喝1000毫升。

剩下1000毫升。加西甲硅油1瓶混合服用。

期间请多走动，顺时针按摩腹部，以促进排便。

直至排出清水样便，可以不再继续服用。

12:30后禁水

做得不错，可以了~

8.肠镜检查后有哪些注意事项?

①饮食:

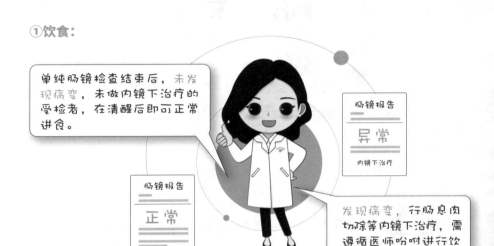

单纯肠镜检查结束后，未发现病变，未做内镜下治疗的受检者，在清醒后即可正常进食。

肠镜报告

异常

内镜下治疗

肠镜报告

正常

发现病变，行肠息肉切除等内镜下治疗，需遵循医师吩咐进行饮食及活动的安排。

②活动:

普通肠镜**未发现病变**，检查结束后即可正常活动。

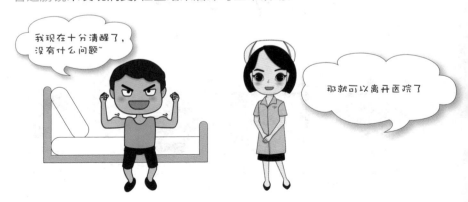

我现在十分清醒了，没有什么问题~

那就可以离开医院了

无痛肠镜检查的受检者十分清醒后才可以离开医院；

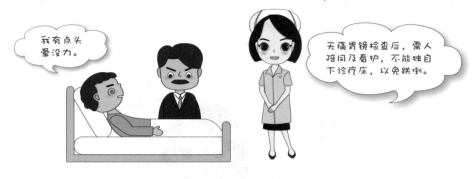

③其他：

无痛肠镜检查结束后24小时不能做以下事情：

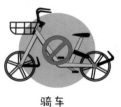

骑车

开车

高空作业

操作重型机器

精算及逻辑
分析工作

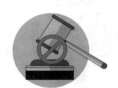

重大的决定

签署法律文件

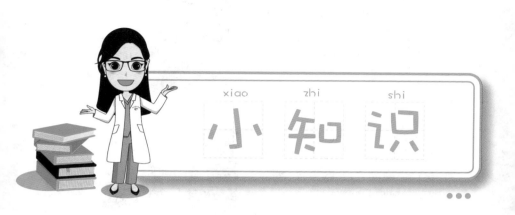

小知识

xiao zhi shi

1 小知识:肠道准备,你排干净了吗?

● 在服用泻药后,1～2小时开始会出现排便情况,排便至澄清水状即为排便干净,达到结肠镜检查的要求。

● 为了让评估更客观,我们有简易的图画对应评估准备。排完大便后,马桶中大便呈清水状,则肠道准备很好。

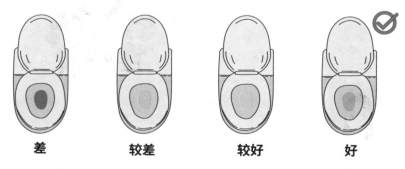

差　　　　较差　　　　较好　　　　好

结肠镜检查时,内镜医生也会根据肠腔的清洁情况进行评分,评估被检者是否真的"拉干净"了。

● **1.继续喝清水**
因为泻药通过我们的胃到大肠是需要一定时间的，可以继续服用清水1升，观察后续排便大便的性状。

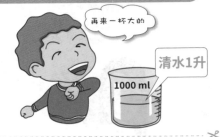

● **2.补喝泻药**
喝完泻药2小时内，大便还是有渣，则需要到检查的内镜中心，找医护人员评估后，再行补救措施，继续服用泻药，至肠道准备干净。

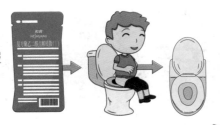

3 小知识：麻醉药用了之后人会变笨吗？

● 无痛胃肠镜检查，麻醉多采取丙泊酚注射液。丙泊酚起效快，静脉注射后2分钟左右就能入睡，代谢快，苏醒也快，停药后，10分钟即可苏醒，对人体基本没有什么副作用。

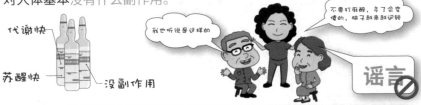

所以是不会存在七大姑八大姨所说的，"麻醉会让人脑子变迟钝，变笨，不能麻醉。"

▲ 麻醉过程中存在一定的呼吸和心跳的抑制，所以有急性呼吸道感染、严重的肺部疾病、心脏疾病的患者不能进行无痛的胃肠镜检查。无痛胃肠镜检查前，麻醉医生也会详细评估患者的心肺功能情况，评估麻醉风险。

4 小知识:肠镜检查结束腹胀怎么办?

检查过程中难免会有气体残留在肠腔,部分敏感的人会因局部气体积聚就会有胀痛感。

促进肠腔内气体排出是关键:

①按摩腹部

从肚脐中心开始,顺时针按摩腹部,由里到外,按摩2～3分钟,如腹胀不缓解,可重复按摩。

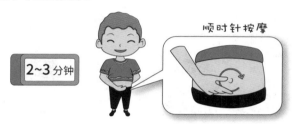

2～3分钟

顺时针按摩

②穴位按摩

按摩足三里、合谷等穴位,可刺激胃肠蠕动,促进液体排出,减轻腹胀。

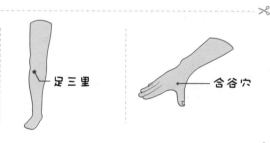

足三里

合谷穴

③多排气

气体集聚在肠道里时间太长,排不出来,肠道可能痉挛,会加重胀痛症状。

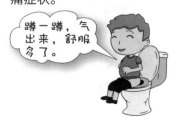

蹲一蹲,气出来,舒服多了。

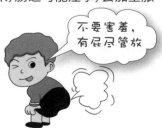

不要害着,有屁尽管放

喝太急，胃肠道敏感会发生以下症状：

腹胀

腹痛

恶心

①减慢喝药速度

如果喝泻药的时候有恶心感,就减慢喝泻药的速度,多走动,等胃部不胀了,再继续喝泻药。

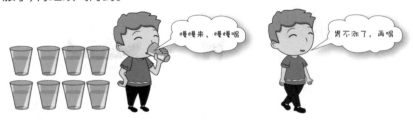

慢慢来，慢慢喝

胃不杂了，再喝

②按摩

顺时针按摩腹部,按压足三里、合谷等穴位,促进胃肠蠕动,促进泻药的排空。

足三里

合谷穴

③生姜水

生姜是"呕家圣药",切几片生姜煮水,小口含服生姜水,减轻恶心感。

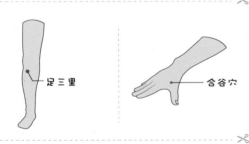

第三章
食得顺畅

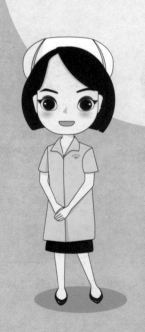
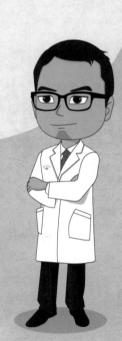

1.食管癌有什么症状?

①早期食管癌及癌前病变症状:

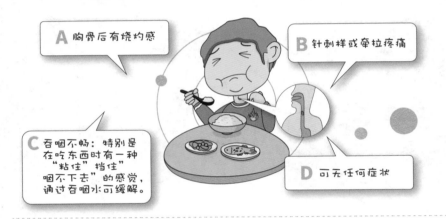

A 胸骨后有烧灼感

B 针刺样或牵拉疼痛

C 吞咽不畅:特别是在吃东西时有一种"粘住"挡住"咽不下去"的感觉,调过吞咽水可缓解。

D 可无任何症状

②中晚期食管癌报警症状:

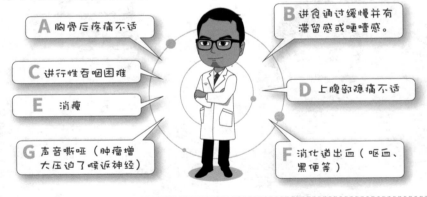

A 胸骨后疼痛不适

B 进食通过缓慢并有滞留感或哽噎感。

C 进行性吞咽困难

D 上腹部隐痛不适

E 消瘦

G 声音嘶哑（肿瘤增大压迫了喉返神经）

F 消化道出血（呕血、黑便等）

大部分食管癌的患者都是有这些症状才到医院就诊，很可惜。

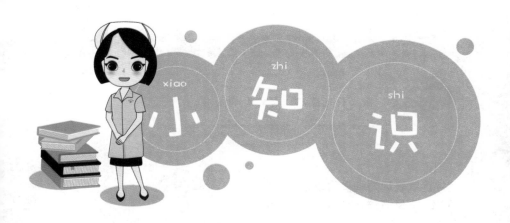

1 小知识：吞咽困难的分级！

进行性吞咽困难是中晚期食管癌的主要症状。先是难吞下干硬的食物，逐渐发展到半流质食物（粥、面），最后水和唾液也不能咽下。根据吞咽的困难程度，可分为5级。

0级	没有吞咽困难；	
1级	能进普通饮食但有阻滞感；	
2级	能进半流饮食；	
3级	能进全流饮食；	
4级	只能饮水；	
5级	无法饮水；	

级别越高，病情越重。

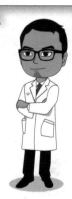

很多种疾病可以导致吞咽困难。

① 贲门癌：

贲门癌症状表现为胸骨后或上腹部疼痛、异物感、反流、恶心、呕吐、吞咽困难等。

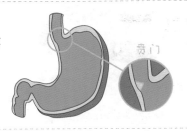

贲门

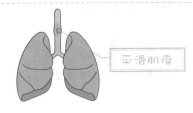

平滑肌瘤

② 食管良性肿瘤：

食管良性肿瘤如食管平滑肌瘤，主要表现为胸骨后饱胀、疼痛压迫感和轻度吞咽梗阻感，临床症状一般轻微。

③ 食管憩室：

- 有食管憩室的患者会出现咽部异物感、食物停滞感、反流、呛咳等症状。
- 若憩室内有食物潴留，可引起颈部压迫感。
- 巨大憩室可逐渐引起食管狭窄，出现吞咽困难。

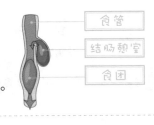

食管

结肠憩室

食团

我下不去了

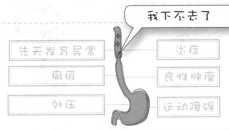

先天发育异常
瘢痕
外压
炎症
良性肿瘤
运动障碍

④ 食管良性狭窄

食管良性狭窄是可导致进食后哽噎或吞咽困难为主要表现的一种疾病。

一旦出现吞咽困难也不要过分紧张，及时就医，通过检查来明确诊断。

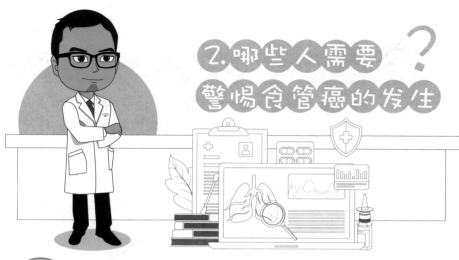

2. 哪些人需要警惕食管癌的发生？

 长期食用过热、辛辣刺激等重口味、粗糙、质硬的食物的人：

● 过热、刺激或未充分嚼碎食物而吞咽过快，会导致食管黏膜上皮的破坏，不断刺激黏膜上皮细胞的修复、增生、甚至变性，最后导致癌变。

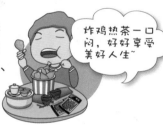

炸鸡热茶一口闷，好好享受美好人生~

 来自食管癌高发地区的人：

● 我国食管癌高发区

四川
喜火锅/腌制食品

闽南，广西北部，广东
喜煲热汤/烫饮（功夫茶）

河南，河北，山西
喜高盐/热烫食品

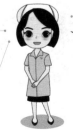

例如，广东潮汕地区是食管癌的高发区，其中很多患者都喜欢喝功夫茶，高温环境易破坏食管黏膜，这与食管癌的发病率升高有直接关系。

长期吸烟喝酒的人：

● 常酗酒者食管癌的发生率是普通人群的 25～30 倍。由于烟雾含有致癌物，若一个人既吸烟又饮酒，则食管癌发生的可能性还会增高。

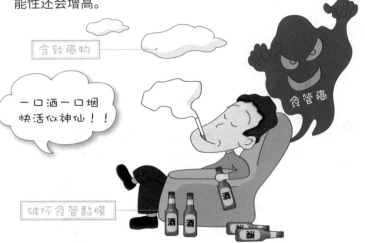

爱吃腌制品的人：

● 含亚硝胺类化合物的食物有高度致癌性。

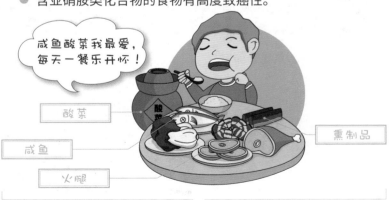

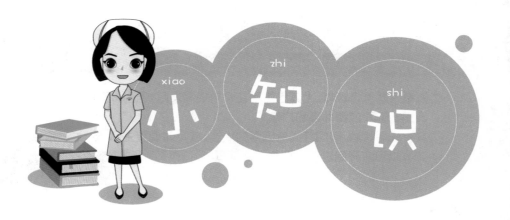

1 小知识：食管癌会遗传吗？

- 父母一方得了食管癌，孩子患食管癌的可能性比常人高出2～3倍。某些具有血缘关系的人群所携带的特定遗传基因，可能增强了他们的食管对致癌因子的敏感性，使食管癌更容易发生。

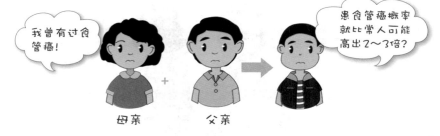

我曾有过食管癌！

患食管癌概率就比常人可能高出2～3倍？

母亲　　　父亲

- 另一方面，可能与家族的相近的居住地环境、生活饮食习惯有一定的联系，比如食管癌高发地区——广东潮汕地区，当地人们喜爱饮热茶、食用咸菜、腌制品等，长此以往可能会引发食管癌。

热茶

咸菜

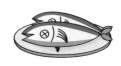

腌制品

2 小知识：哪些人需进行食管癌筛查？

①直系家属患食管癌，尤其是生活在食管癌高发区（河南、河北、山西、四川、闽南、广西北部和广东）

②具有长期饮酒、吸烟等高危因素的人群，应及时调整生活、饮食习惯，

③40岁以后应开始进行定期食管癌筛查。

每年进行一次消化内镜检查，做到早发现、早治疗。

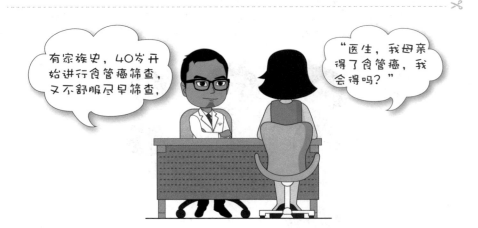

有家族史，40岁开始进行食管癌筛查，又不舒服尽早筛查，

"医生，我母亲得了食管癌，我会得吗？"

3.怀疑食管癌需要做什么检查？

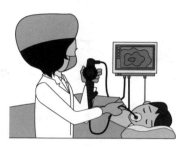

①胃镜

胃镜就能清晰观察食管、胃和十二指肠的黏膜。

胃镜及病理活检是目前诊断早期食管癌的金标准。

②上消化道钡餐造影

吞服糊状硫酸钡（显影剂），进行胸部透视，可以观察食管形态，了解有无食管肿物、溃疡等病变，发现食管癌。

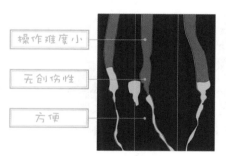

操作难度小

无创伤性

方便

但钡餐造影对微小病变检测不敏感，只能发现中晚期或较大病变的食管癌，对早期食管癌检测效果有限；

③CT检查、MR、PET-CT等检查

能发现食管病变,并显示食管病变的位置,及病变邻近纵隔器官的关系。常用于观察食管癌是否有食管外的转移或扩散。

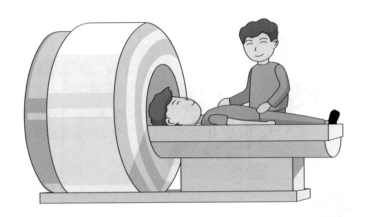

难以发现早期食管癌,常用于食管癌确诊后评估有无外侵或转移,而不能很好地显示食管腔内病变的全貌,此外价格昂贵。

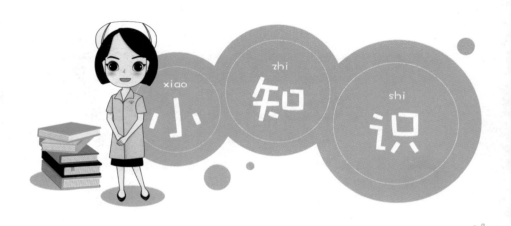

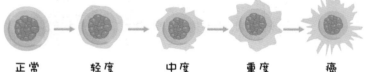

小知识：食管活检病理报告中显示有中度异型增生，就是癌吗？

- 食管黏膜细胞偏离正常分化，就称为异型增生，可分为轻、中、重度异型增生。

正常　　轻度　　中度　　重度　　癌

异型增生是食管的癌前病变，当食管活检提示中度异型增生，还未到达癌，不用过于紧张，但也要重视，因为有一定概率变癌。

每年都要做胃镜监测。

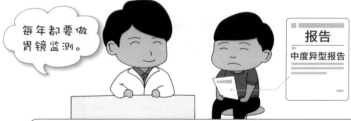

报告
中度异型报告

异型增生，就是在变坏的路上，需要定期复查。

4.反酸、烧心经胃镜检查发现反流性食管炎，怎么办？

反酸、烧心是胃食管反流病的常见表现，胃食管反流病的病人常合并反流性食管炎。

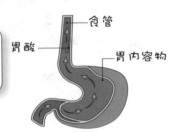

食管

胃酸

胃内容物

---

① 自我调整生活饮食习惯

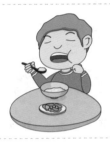

1 每餐进食不宜过饱；餐后不宜即刻卧床，睡前3小时内不宜进食；

---

2 避免食用以下食物：

甜食　　高脂食物　　巧克力　　咖啡　　浓茶

---

3 戒烟、禁酒；

---

4 减少导致腹压增高的因素：

 束腰带

紧身裤

多吃蔬菜、水果，保持大便通畅；

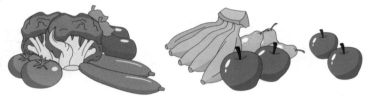

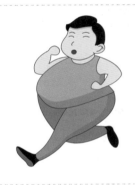

6 肥胖者，积极锻炼，减少摄入量，减轻体重，尤其是腹型肥胖者；

7 适当抬高床头减少夜间及卧位时所发生的反流。

抬高

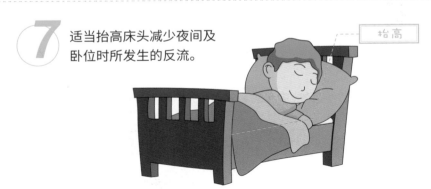

②听医生的话,规范治疗:

A 常用的西药

1 抑酸药:抑制胃酸分泌是最主要的治疗措施。
H2受体阻滞剂:雷尼替丁、法莫替丁等。

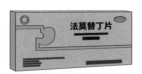 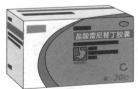

 容易产生耐药性,故现不作为胃食管反流病常规治疗药物。

质子泵抑制剂(PPIs)。

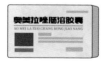 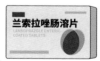 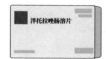 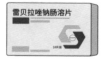

 对胃酸分泌的抑制作用最强,最常用药物

2 中和胃酸药物:中和酸和碱性反流物,可用于治疗碱反流患者。

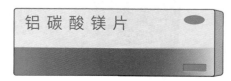

3 促胃肠动力药物：促进食管及胃肠蠕动，增加下食管括约肌压力和食管排空速度，对胃食管反流病治疗有效。

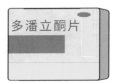 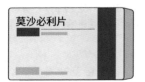

 单用胃肠动力药的治疗效果不理想，常与抑酸药物同时服用。

4 胃黏膜保护剂：可保护黏膜，促进黏膜修复。

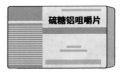 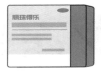 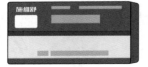

B 手术治疗

● 如果是由于食管裂孔疝等原因引起，则需要行内镜下或腹腔镜手术修补。

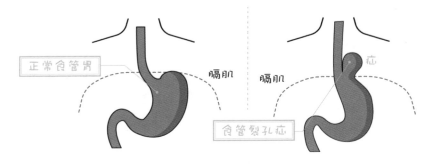

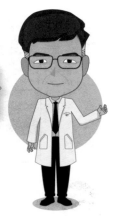

C 中医治疗

中医认为胃失和降，胃气上逆为反流性食管炎的主要病机，治疗上以畅达气机为要。治疗上中医师会根据患者的不同情况，辨证施药。

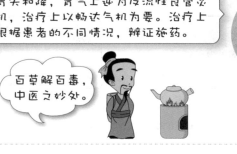

百草解百毒，中医之妙处。

D 推荐食疗

● **墨鱼排骨汤**

材料：

带骨墨鱼干　排骨400克　生姜　　豆豉　　黄酒　　盐

做法：准备好食物洗干净，大火烧开后，转小火慢炖1小时，加黄酒去腥味，盐调味即可。

墨鱼肉富含高蛋白、脂肪含量低。中医认为墨鱼肉性味咸、平，有养血滋阴、益胃通气、去瘀止痛的功效。中医认为它的主要作用是滋补肝肾，入肝能养血，入肾能滋阴，因此古人说它"最益妇人"。

墨鱼骨——乌贼骨，又称海螵蛸，是制酸利器。其味咸、涩，性温。归肝、肾经，有制酸止痛、收敛止血、收湿敛疮的作用。

墨鱼排骨汤具有制酸止痛，又具有较高的营养价值，非常适合反酸、烧心的朋友，而同时也能促进胃溃疡、十二指肠球部溃疡的修复。

● **玫瑰花陈皮茶**

材料:

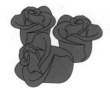 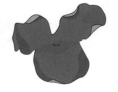 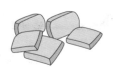

玫瑰10克　　　　　　陈皮10克　　　　　冰糖

做法: 1、将玫瑰花、陈皮洗净,放入茶壶中;
　　　　2、加入开水,焖泡5分钟,即可饮用。

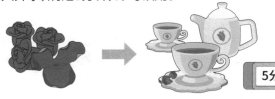

5分钟

玫瑰花

味甘微苦、性温,具有理气解郁、活血散瘀,调经止痛功效;

陈皮

又名橘皮,味辛、苦,性温,具有理气健脾,燥湿化痰功效。
是调理脾胃气机的良药。

玫瑰花陈皮茶,两者相配,则具有疏肝理气,调和脾胃作用,尤适用于反酸烧心,脘腹胀满,情绪不佳时发作或加重的朋友。

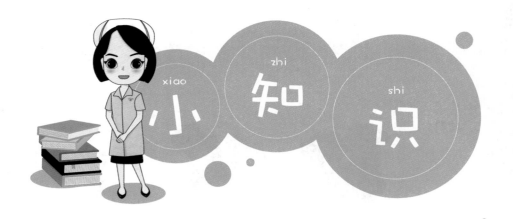

小知识:为什么会得反流性食管炎?

 反流性食管炎是由于胃酸和胆汁酸等反流到食管,刺激食管下段黏膜,产生的炎症。

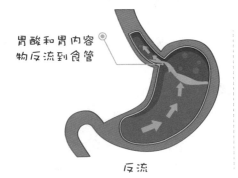

胃酸和胃内容物反流到食管

反流

● 主要症状:

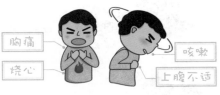

胸痛

烧心

咳嗽

上腹不适

● 原因:

门关不紧:食管下端括约肌肉松弛,导致该括约肌松弛的药物和食物如下:

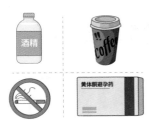

酒精

coffee

黄体酮避孕药

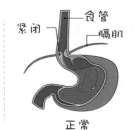

食管

紧闭

膈肌

正常

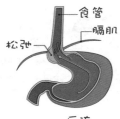

食管

松弛

膈肌

反流

清除不及时：当食管清除反流酸的功能减弱，胃酸、胆汁停留在食管内就会导致炎症发生。

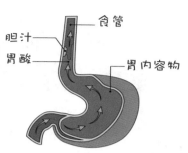

保护力减弱：正常食管上皮细胞具有自我增生和修复能力，这两个功能削弱是反流性食管炎产生的重要原因之一。

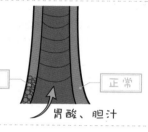

功能失常：胃排空延迟、滑动型食管裂孔疝、幽门功能失调等胃肠功能失调也会引起反流性食管炎。

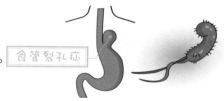

此外肥胖、大量腹水、妊娠后期、胃内压增高等因素均可诱发本病。

5.胃镜检查报告提示 Barrett食管，是怎么回事？

 Barrett（巴雷特）食管是胃食管反流病的并发症。食管下段正常复层鳞状上皮是好人，化生的柱状上皮是坏人，原本好人所占有的地盘被坏人一步步侵占了，就变成了巴雷特食管。

● 巴雷特食管症状：

反酸　　　　烧心　　　　胸痛　　　　嗳气

● 危害：

巴雷特食管可进展为食管腺癌，是一种癌前病变。

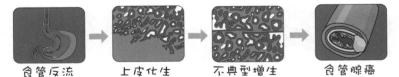

食管反流　　　上皮化生　　　不典型增生　　　食管腺癌

● 患有巴雷特食管的朋友应该：

 ①积极控制胃食管反流病，抑制胃酸，减少反流。
②定期复查：巴雷特食管的朋友3～5年需复查胃镜即可。

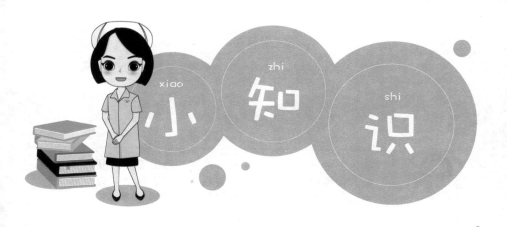

小知识：Barrett食管一定会进展为食管癌吗？

● Barrett食管进化为腺癌的漫长之路：

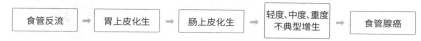

| 食管反流 | → | 胃上皮化生 | → | 肠上皮化生 | → | 轻度、中度、重度不典型增生 | → | 食管腺癌 |

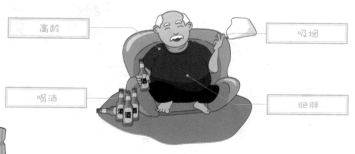

高龄　　　吸烟

喝酒　　　肥胖

● 各种不良习惯来加料，我就可以进化成食管癌了

养成良好的饮食、生活习惯，忌烟酒、规范诊治胃食管反流病，定期复查胃镜，一定程度上能避免Barrett食管进展为食管腺癌。

6.咽炎，咽喉异物感明显，怎么办？

咽炎，咽喉有异物感，吞之不下，吐之不出，情绪不畅、闲暇时情况加重，反复检查，中医认为这是一种梅核气，是痰气结于咽喉引起的。减轻咽喉异物感，我们可以：

调节情绪：
工作紧张、焦虑、情绪不佳时或闲暇时症状会加重，保持心情舒畅对缓解症状有帮助，必要时可求助于心理咨询师，排解不良情绪。

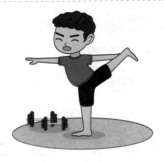

穴位按摩：

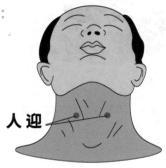

人迎

● 按揉人迎穴(位于喉结两侧旁开2厘米)，用示指与拇指，同时按揉两侧的人迎穴做环状运动，每次2分钟，有酸胀感为佳。长期按摩人迎穴，对咽喉不适具有良好的疗效。

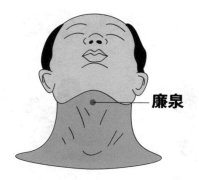

廉泉

● 按揉廉泉穴(位于下巴顶端,再往里2厘米),用中指指腹按揉廉泉穴并做环状运动,每次2分钟,有酸胀感为佳。此穴可有利喉舒舌、开窍除痰作用。

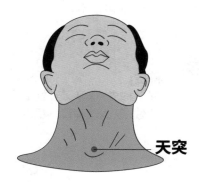

天突

● 按揉天突穴(位于胸骨上窝凹陷处),用中指指腹按揉天突穴做做环状运动,每次2分钟。天突穴是任脉上的穴位,任脉与阴维脉的交会之海,总任六阴经,可以调节全身阴经的经气,任脉与阴维脉交会于咽喉,故天突穴可以治疗咽炎。

戒烟戒酒:
长期吸烟、饮酒,会对咽部黏膜造成损伤,加重咽炎。

 食疗：

陈皮生姜茶

材料：

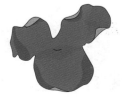

陈皮10克

生姜3片

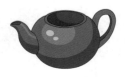

开水

做法：

1、将陈皮洗净，与生姜一同放入茶壶中；

2、加入开水，焖泡5分钟，即可饮用。

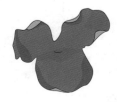

陈皮：

又名橘皮，味辛、苦，性温，具有理气健脾，燥湿化痰功效，是调理脾胃气机的良药。

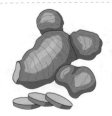

生姜：

辛，微温，具有解表散寒，温中止呕的功效。

陈皮生姜茶适用于寒性体质：平时怕冷，进食生冷咽喉异物感加重，舌质淡，苔白，脸色暗淡。

材料:

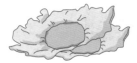

木蝴蝶5克

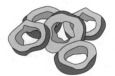

山楂片10克

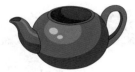

开水

做法

1、将木蝴蝶、山楂片洗净,放入茶壶中;

2、加入开水,焖泡5分钟,即可饮用。

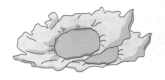

木蝴蝶

苦、甘,凉,具有利咽润肺,疏肝和胃功效。

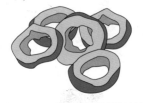

山楂

酸甘,微温,可消食积,散瘀血,治肉食积滞,消痰饮。

木蝴蝶山楂茶适用于热性体质:怕热,进食大鱼大肉后咽喉异物感加重,舌质红,苔黄,满脸油光。

7.胃镜检查发现真菌性食管炎，怎么办？

● 食管感染真菌所致的炎性反应,主要致病菌是白念珠菌。

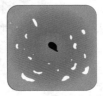

（白色絮状物是白念珠菌）

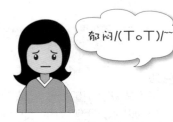

郁闷/(ToT)/~

没错，就是女性烦恼至极,同时也可引起真菌性阴道炎的白念珠菌。

● 真菌性食管炎症状:

上腹痛　　　　腹胀　　反酸　　恶心　　呕吐

● 如果发现了真菌性食管炎,我们应该:

 增强免疫力:
注重休息,适当锻炼,增强免疫力,有助于食管微环境中菌群恢复平衡,抑制真菌数量。

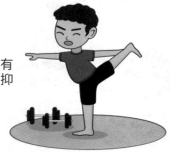

医师指导下选用抗真菌药物:
真菌性食管炎可选用抗真菌药物。

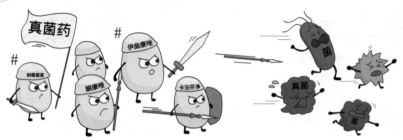

而此类药物具有导致肝功能受损等副作用，需在医生的指导下使用。

服用大蒜素:
大蒜素是从葱科葱属植物大蒜(AlliuM SativuM)的鳞茎(大蒜头)中提取的一种有机硫化合物,对多种致病真菌包括白念珠菌有抑制或杀灭作用,可用于治疗真菌性食管炎。

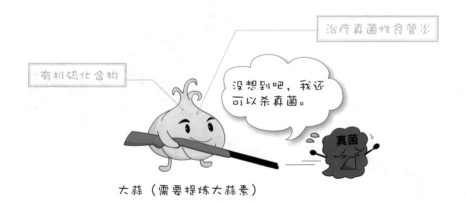

大蒜（需要提炼大蒜素）

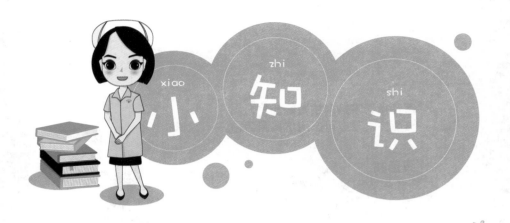

---

1 小知识:真菌为什么会长在食管上?

● 当人体免疫力低下时,食管黏膜发生菌群失调,真菌过度增殖就会发生真菌感染。

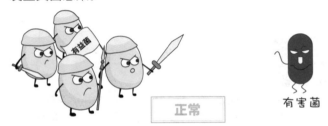

正常

有害菌

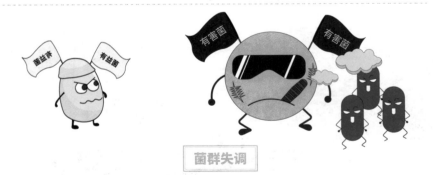

菌群失调

菌群失调:有益菌生产少了,无法对抗致病菌,致病菌大量增殖,破坏人体。

1 长期使用糖皮质激素、广谱抗生素、免疫抑制剂。

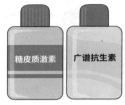

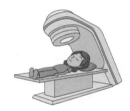
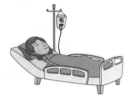

2 放疗、化疗。

3 恶性肿瘤消耗。

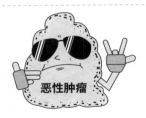

恶性肿瘤

4 糖尿病、肝病等。

脂肪肝　　肝炎　　肝硬化　　肝癌　　肝脏介入治疗

小知识:大蒜素能治疗真菌性食管炎,那我吃大蒜可以吗?

● 大蒜素是从大蒜中提取加工而成的药物,但是新鲜大蒜中并不含有大蒜素!

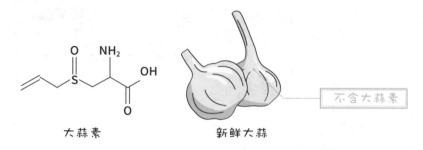

大蒜素　　　　　　　　　　新鲜大蒜

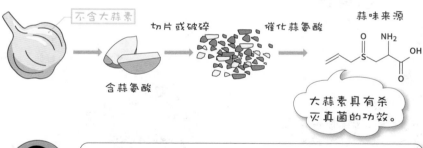

> 不含大蒜素

含蒜氨酸　　切片或破碎　　催化蒜氨酸　　蒜味来源

> 大蒜素具有杀灭真菌的功效。

只有吃切片和捣碎的大蒜才有治疗真菌性食管炎的效果!

8.胃镜检查发现食管乳头状瘤，怎么办？

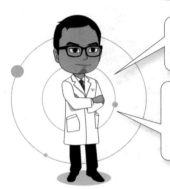

食管乳头状瘤：
食管一种鳞状上皮息肉样的良性肿瘤。

症状：
小的食管乳头状瘤不会有明显症状，大多是因患者胃脘部不适就诊而由胃镜检查发现。大的食管乳头状瘤会引起吞咽不适，吞咽障碍等。

产生的原因

1.黏膜损伤
胃食管反流、食管炎、食管裂孔疝、机械操作等常引起食管乳头状瘤。

2.人类乳头状病毒(HPV)感染
HPV与人类鳞状上皮有高度亲和性。

3.遗传因素
O-raf-1基因缺失的病人

● 得了食管乳头状瘤，我们应该：

1.找消化科医生进行内镜下切除：
较小的食管乳头状瘤可经活检钳钳除。较大者则需圈套器切除，或行黏膜剥离术。

2.定期随访：
切除后，复发概率低，定期随访复查胃镜即可。

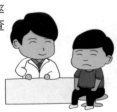

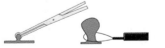

钳除　　　圈套器切除　　黏膜剥离术

9.食管癌怎么治疗?

● 晚期食管癌:

1 食管支架置入术:
适用于晚期食管癌,食管腔被肿瘤组织占据,进食困难的患者姑息治疗。

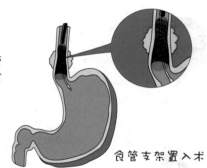

食管支架置入术

✂

2 胃造瘘:
食管被肿瘤组织完全堵塞不能进食,可行胃造瘘,通过管腔注入糊状食物,进行营养支持,延长生存期。

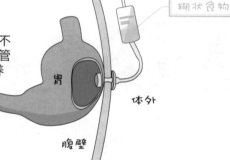

糊状食物

胃

体外

腹壁

✂

3 胃放疗、化疗:
杀灭体内的肿瘤细胞。

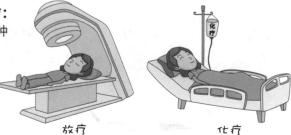

放疗

化疗

● 中期食管癌：
手术切除肿瘤并行淋巴结清扫+放疗/化疗

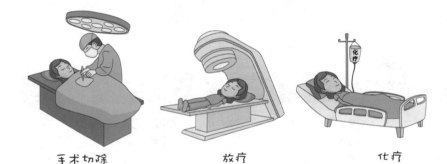

手术切除   放疗   化疗

● 早期食管癌：

1 内镜下微创切除
创伤小，恢复快，仅适用于局限于黏膜下层、没有淋巴结及远处转移的食管癌。

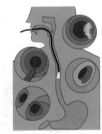

内镜微创切除肿瘤示意图

2 手术切除食管并行淋巴结清扫
适用于浸润至黏膜下层的早期食管癌，伴或不伴有淋巴结转移。

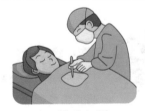

手术切除

● 为什么手术切除了食管癌，还需要放、化疗？

食管癌细胞可以通过直接浸润、淋巴、血液循环及种植转移等四种途径转移身体的其他地方。手术能切除原发部位的肿瘤细胞。但对于已经逃窜转移的癌细胞只能靠放化疗了。

10.预防食管癌有哪些妙招?

①调整饮食习惯:

进食不要过快,不经常食用过烫、过硬粗糙、辛辣刺激等食物,以免损伤食管黏膜;不要吃变质、过期的食物,少吃含有亚硝酸的加工类食物。我们应合理调整膳食结构,多品种荤素搭配适当,多吃新鲜蔬菜、水果,摄取足量维生素A、维生素C、维生素E、核黄素、胡萝卜素和微量元素硒等。

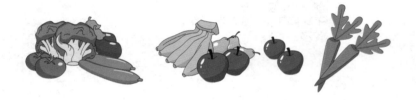

②忌抽烟、忌喝烈性酒:

● 烟酒是食管癌发生的高危因素,健康生活,戒烟戒酒。

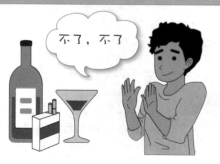

不了,不了

③饮用自来水：

● 有研究指出食管癌高发区的朋友饮用的旱井水，池塘水中亚硝酸含量较高，自来水经漂白剂处理后，亚硝酸含量大大降低，可避免体内亚硝酸盐的大量沉积，诱发食管癌。

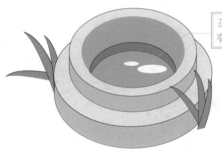

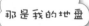 亚硝酸盐含量高有致癌性。

那是我的地盘

 ④积极进行食管癌筛查：

 有家族史，40岁开始进行食管癌筛查，有不舒服尽早筛查。

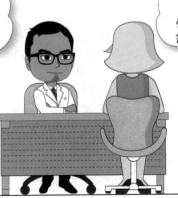

"医生，我最近感觉食管有点不舒服。"

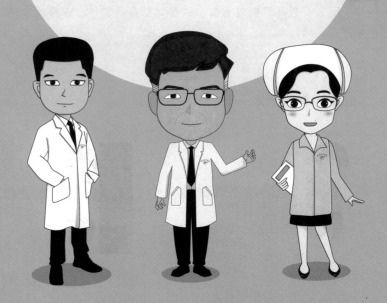

第四章
只胃健康

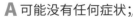

1.胃癌有什么症状？

①**早期胃癌及癌前病变症状**

A 可能没有任何症状；

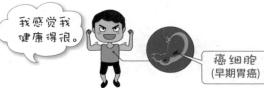

我感觉我健康得很。

癌细胞（早期胃癌）

B 也可能出现类似胃炎、消化性溃疡的症状，如下：

腹胀 　　　 隐痛 　　　 嗳气 　　　 反酸 　　　 食欲减退

胃癌早期没有症状或症状不具特异性，容易被忽视

②**中晚期胃癌报警症状**

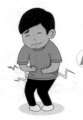

A 胃部不适、疼痛持续加重

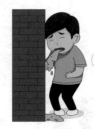

B 恶心、呕吐进行性加重

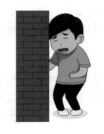 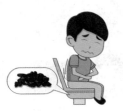

C 呕血或黑便

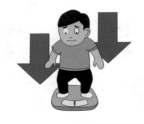

D 消瘦

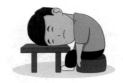

E 贫血、乏力

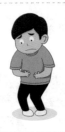

F 上腹部肿块

 胃镜筛查早期发现胃癌很重要

2.哪些人需要警惕胃癌发生？

 A.有胃癌家族史的人：

● 胃癌具有家族聚集倾向，胃癌患者一级亲属的胃癌发病风险比普通人高。

小心哦~尽早检查

 胃癌

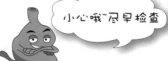

胃癌

高危

 B.幽门螺杆菌感染者：

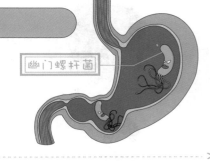

幽门螺杆菌

 C.长期吃高盐、腌制、油炸烧烤类食品的人：

● 以下食物含有大量的亚硝酸盐和二级胺，在胃内适宜酸度或细菌的作用下，能合成很强的致癌物质。

腊肉　　腌肉　　泡菜　　烧烤　　油炸

高盐损伤胃黏膜，增加致癌物易感性

D.长期大量吸烟饮酒的人：

烟草烟雾中含有大量的致癌物质使胃黏膜细胞发生基因改变。

● 促进胃癌的发生。饮酒容易损伤胃黏膜，导致胃酸分泌异常，促进致癌物质的吸收。

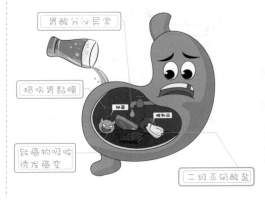

胃酸分泌异常

损伤胃黏膜

致癌物吸收诱发癌变

二级亚硝酸盐

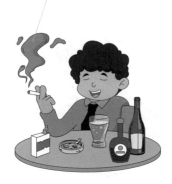

E.有不良饮食习惯的人：

● 不良的饮食习惯可导致胃黏膜反复损伤修复，降低胃黏膜的保护作用，长期作用可引发癌变。

吃饭速度过快

不吃早餐

一觉睡到两点半，要把错过的两顿一起吃回来才行。

2:30 凌晨

三餐不规律

暴饮暴食

吃剩饭剩菜

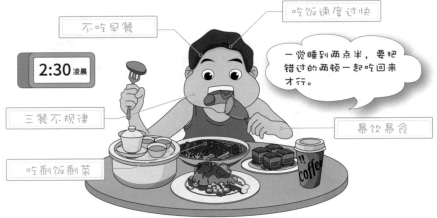

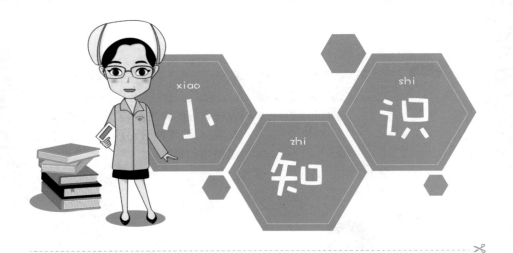

小知识：胃癌的癌前疾病有哪些？

A 慢性萎缩性胃炎：

肠化生和异型增生　　　　　胃黏膜萎缩

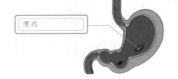

溃疡

B 胃溃疡：

消化性溃疡的一种，需要做胃镜和病理检查，排除恶性溃疡。

C 胃息肉：

突出于胃黏膜表面的良性隆起性病变，胃腺瘤性息肉有进展为胃癌的风险。

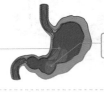

腺瘤性息肉

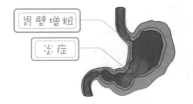

胃壁增粗

炎症

D 肥厚性胃炎：

慢性胃炎的一种，原因不明，主要表现为胃黏膜良性增生肥厚，可出现上腹痛、饱胀不适、食欲减退、恶心呕吐等不典型的症状，常有贫血和低蛋白血症。

3.怀疑胃癌，需要做哪些检查？

A 血清胃蛋白酶原（pepsinogen, PG）：

PG可分为PG I，PG II		
	PG I ＞70μg/L 且PG I /PG II ＞3	正常
	PG I ≤70μg/L 且PG I /PG II ≤3	胃黏膜萎缩,需进行进一步筛查

评价：抽血即可检测，反映胃黏膜萎缩程度，用于胃癌筛查

B 促胃液素-17（gastrin-17，G-17）检测：

	G-17＜1.5 pmol/L	胃癌的发生风险增高
	G-17 1.5～5.7 pmol/L	正常
	G-17＞ 5.7 pmol/L	胃癌的发生风险显著增高

评价：抽血即可检测，反应胃窦黏膜萎缩状况或是否存在异常增殖。

C 血清肿瘤标志物检测：

CEA	CA199	CA724	CA125	CA242	血清胃癌相关抗原MG7-Ag

评价：抽血即可检测，反应提示可能存在肿瘤或其他疾病

Ⓓ 胃镜:

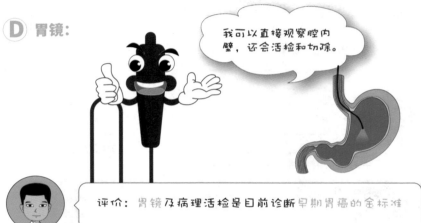

我可以直接观察腔内壁，还会活检和切除。

评价：胃镜及病理活检是目前诊断早期胃癌的金标准

✂

Ⓔ 内镜超声检查:

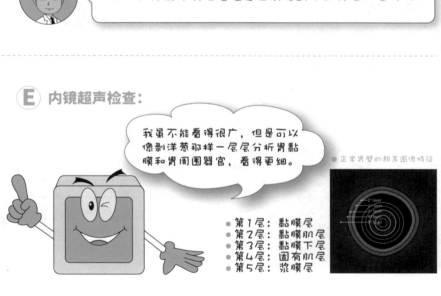

我虽不能看得很广，但是可以像剥洋葱那样一层层分析胃黏膜和胃周围器官，看得更细。

● 正常胃壁的超声图像特征

● 第1层：黏膜层
● 第2层：黏膜肌层
● 第3层：黏膜下层
● 第4层：固有肌层
● 第5层：浆膜层

评价：操作难度大，技术要求高，常用于胃癌确诊后局部的精确分期及内镜治疗前的常规检查。

F 上消化道钡餐造影：

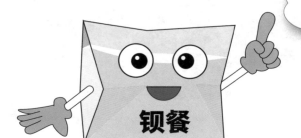

我们可以贴着胃壁，显示胃壁的形态。

评价：方便、无创伤性。但钡餐造影对微小病变检测不敏感，对早期胃癌检测效果有限。

G CT、MRI、PET-CT：

我们可以判断胃癌有没有跑到淋巴结和别的器官中。

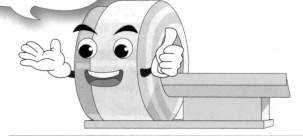

评价：难以发现早期胃癌，常用于胃癌确诊后评估有无外侵或转移，不能很好地显示胃腔内病变的全貌，价格相对较贵。

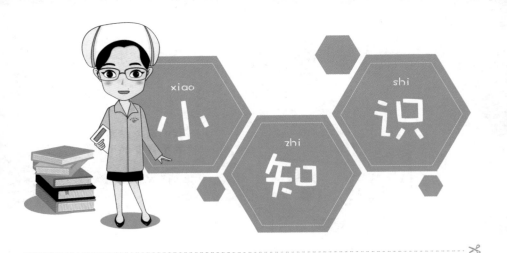

● 多种疾病均可导致CEA、CA199、CA724等肿瘤标志物升高：
　①恶性肿瘤：胃癌、胰腺癌、结直肠癌、肝癌等

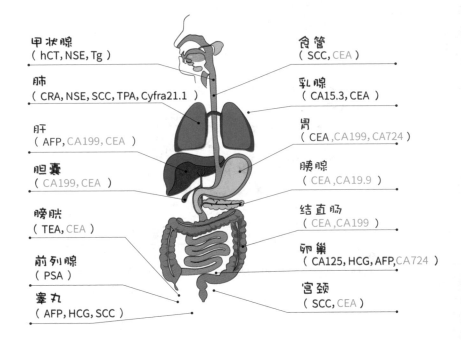

甲状腺
（ hCT, NSE, Tg ）

肺
（ CRA, NSE, SCC, TPA, Cyfra21.1 ）

肝
（ AFP, CA199, CEA ）

胆囊
（ CA199, CEA ）

膀胱
（ TEA, CEA ）

前列腺
（ PSA ）

睾丸
（ AFP, HCG, SCC ）

食管
（ SCC, CEA ）

乳腺
（ CA15.3, CEA ）

胃
（ CEA, CA199, CA724 ）

胰腺
（ CEA, CA19.9 ）

结直肠
（ CEA, CA199 ）

卵巢
（ CA125, HCG, AFP, CA724 ）

宫颈
（ SCC, CEA ）

② 良性疾病:也可导致CEA,CA199,CA724升高。

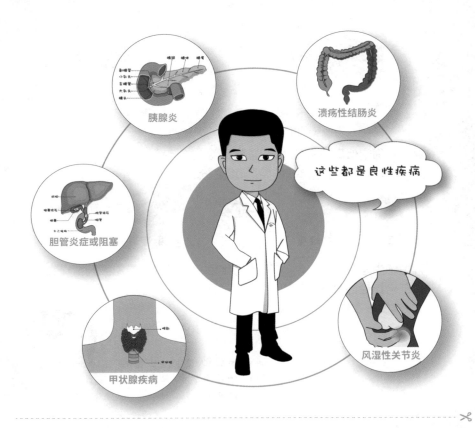

這些都是良性疾病

- 胰腺炎
- 溃疡性结肠炎
- 胆管炎症或阻塞
- 甲状腺疾病
- 风湿性关节炎

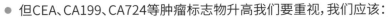

- 但CEA、CA199、CA724等肿瘤标志物升高我们要重视,我们应该:

A 进行消化道肿瘤筛查:完善胃肠镜等检查;

B 排查CEA、CA199、CA724升高的相关疾病;

C 进行CT等影像学检查。

原来你们也可以导致CEA、CA199、CA724升高呀,大家都是一家人。

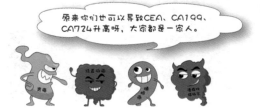

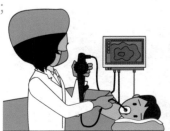

2 小知识:胃活检报告中的异型增生是什么意思?

胃黏膜细胞偏离正常分化,和正常细胞长得不一样,开始像癌细胞靠近,这就是异型增生,有轻、中、重度之分。

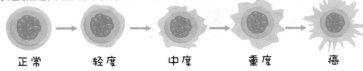

正常　　　轻度　　　中度　　　重度　　　癌

异型增生是胃癌的癌前病变,当胃部活检提示轻度或中度异型增生时,规范治疗后部分病人可以逆转,同时因其存在癌变概率,需要每6个月或1年做一次胃镜和病理检查。

> 胃黏膜异型增生,也是在变坏的路上,需要及时治疗和监测。

4. 胃痛，^{13}C呼气试验发现幽门螺杆菌感染怎么办？

● **幽门螺杆菌**

英文简称Hp，是一种寄生在胃内的细菌，黏附于胃黏膜以及细胞间隙。

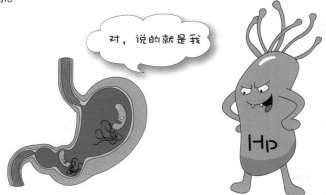

> 对，说的就是我

> Hp是一种能耐受胃酸而寄生于人类胃部的细菌。

✂ -

● **症状**

| 口臭 | 腹胀 | 早饱 | 恶心呕吐 | 上腹疼痛 |

● 感染了Hp,可引起以下疾病：

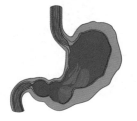
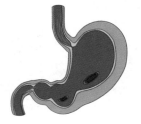
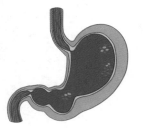

慢性萎缩性胃炎　　　　　　胃溃疡　　　　　　胃黄斑瘤

还有胃癌，淋巴细胞性胃炎，不明原因缺铁性贫血，特发性血小板减少性紫癜等。

● 治疗

感染了Hp,若无特殊禁忌均应用药物杀灭它,即Hp根除治疗,目前采用四联疗法：

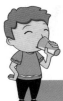

● 1种质子泵抑制剂(PPI)：抑制胃酸
● 1种铋剂：保护胃黏膜
● 2种抗生素：杀菌

疗程为10～14天,期间不可自行停药。根除率90%以上

抑制胃酸的药物(PPI) ＋ 抗生素 A ＋ 抗生素 B × 铋剂

每日两次,早晚各一次

使用抗菌药物能够充分发挥药效，需要同时服用抑制胃酸及保护胃的黏膜的药物。

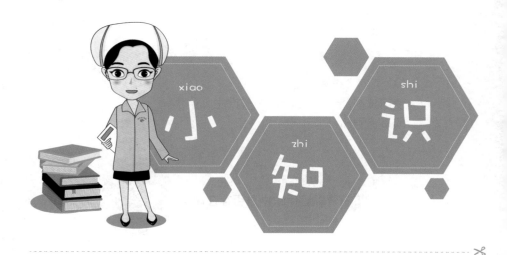

小 xiao 知 zhi 识 shi

1 小知识：有哪些检查方法可以检测幽门螺杆菌？

A ^{13}C或^{14}C尿素呼气试验：
检测服用试剂前后的气袋。

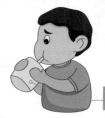

最推荐的检测方法

B 粪便抗原试验：
留取粪便检测Hp抗原。

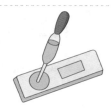

C 血清Hp抗体测定：
抽血检测Hp抗体。

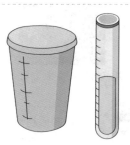

D 快速尿素酶试验：
使用试剂，检测是否有尿素酶产生
间接检测Hp。

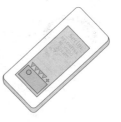

E 常规或免疫组化染色试验：
显微镜下看胃黏膜组织中是否存在Hp。

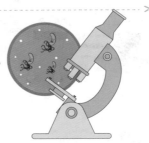

2 小知识：^{13}C呼气试验检查前有哪些注意事项？

①空腹至少3小时，禁水1小时

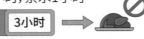

②停用抗生素至少4周　　铋剂至少4周　　具有抗菌作用的中药

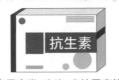 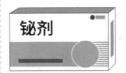 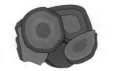

青霉素类、头孢、克拉霉素等　金得乐、丽珠得乐等　黄连、黄芩、黄柏、大黄

③停用抑酸药至少两周　　　H$_2$受体拮抗剂至少2周

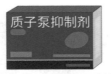 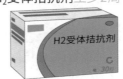

奥美拉唑、泮托拉唑、艾司奥美拉唑等　雷尼替丁、法莫替丁、西咪替丁等

去医院检查前要好好看看检查申请单上的注意事项，
免得白跑一趟。

3 小知识：抽血发现Hp抗体升高，就是感染了Hp吗？

- Hp刺激人体产生抗体，并存在血液当中。如果Hp根除后，体内Hp抗体仍可存在，所以阳性结果不能明确是现在感染还是既往感染过Hp，需进一步完善^{13}C呼气试验。

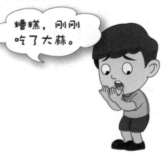

抗体，是我来过的最好证明！

4 小知识：口臭和幽门螺杆菌感染有关系吗？

- Hp感染可能引起口臭，但引起口臭还可能有以下原因：

①吃了某些味道重的食物：
如大蒜、蒜头、咸鱼、韭菜。

糟糕，刚刚吃了大蒜。

②消化不良：
吃太多高糖、高脂肪、高蛋白食物，导致食物消化不彻底，而引起口臭。

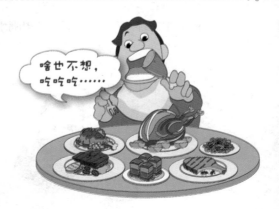

啥也不想，吃吃吃……

③口腔不卫生或口腔疾病：

不刷牙、龋齿、牙齿不齐等可能
会导致食物残留在牙缝和牙洞
中从而导致腐败异味。

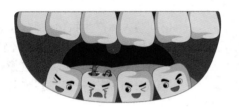

④呼吸道炎症：

鼻窦炎，化脓性扁桃体炎、肺脓疡、
支气管扩张等由于细菌感染，容易
继发细菌的腐败从而引起口腔呼
出气体带腐烂臭味。

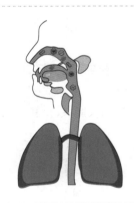

⑤饮水量过少：

口腔中有着复杂的微生态环境，喝水可以起到清除微生物、维持口
腔微生态环境平衡的作用，如果喝水过少，也可能引起口臭。

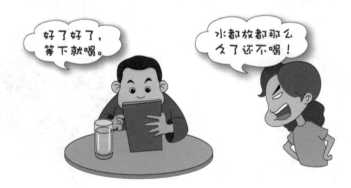

5 小知识：接吻也会传染幽门螺杆菌吗?

- 因为Hp感染者的口腔、唾液中可存在Hp,所以接吻会传染Hp。

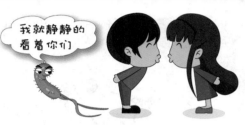

- Hp传染的途径有口-口传播、粪-口传播

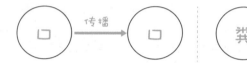

- 以下这些行为都可能引起Hp感染:

①吃了被Hp污染了的食物或水

②咀嚼食物后喂给小孩

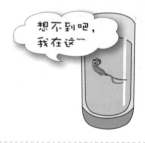

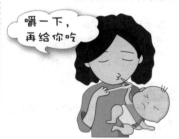

③聚餐时没有使用公筷

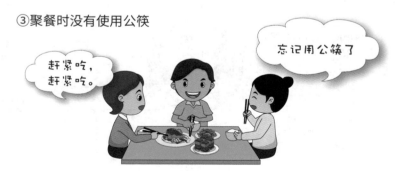

6 小知识：吃完杀菌药需要复查吗?

● 由于Hp耐药性提高、难治性Hp的存在,目前运用四联疗法杀菌也可能失败。

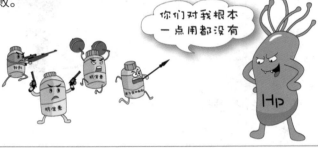

你们对我根本一点用都没有

 停药后4~8周复查^{13}C呼气试验,确认Hp是否根除。

- ✂

7 小知识：幽门螺杆菌反复杀不死怎么办?

● 如果规范的四联疗法无法成功杀灭胃内的Hp,则需要考虑Hp个性化精准检验:行常规胃镜检查,医师在胃镜下取3~4块胃黏膜标本,可以进行以下多项检验:

 明确感染的Hp对什么药物敏感,再针对性吃药。

Hp个性化精准检验

①Hp培养和药敏试验

②Hp耐药基因突变检测

③Hp球形变检测

胃黏膜组织

④宿主CYP2C19基因多态性检测

⑤Hp全基因组检测

- Hp感染后人体内产生的抗体并不具有终身免疫作用,所以根除了Hp,还是有可能再感染的。

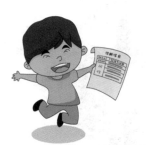

如果你不注意卫生,我还是有能力通过口腔跑到你的胃里去。

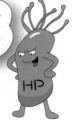

- 预防Hp感染,避免Hp从口而入,需要:

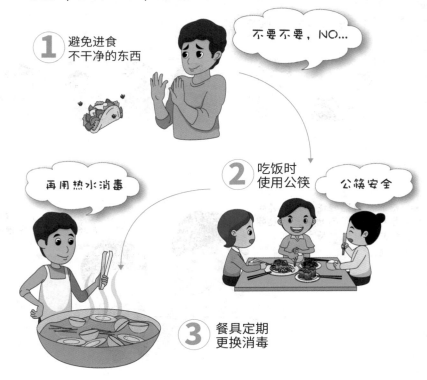

1 避免进食不干净的东西

不要不要,NO...

2 吃饭时使用公筷

公筷安全

再用热水消毒

3 餐具定期更换消毒

5. 胃部隐痛，
检查后发现慢性胃炎，怎么办？

- **定义：**
  慢性胃炎是由不同原因引起的
  胃黏膜慢性炎症。

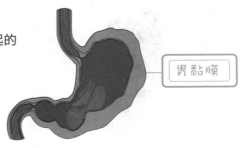

胃黏膜

- **症状：**
  多数无症状或出现以下症状：

    酸

上腹饱胀　　隐痛灼痛　　恶心呕吐　　嗳气　　反酸　　食欲减退

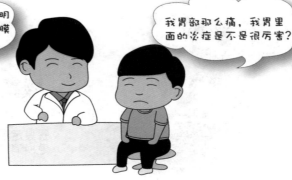

症状与胃黏膜损伤程度无明显相关性，症状重，胃黏膜损伤可能轻，反之亦然。

我胃部那么痛，我胃里面的炎症是不是很厉害？

● 病因:

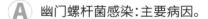

A 幽门螺杆菌感染:主要病因。

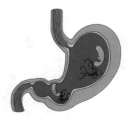

B 胆汁反流:破坏胃黏膜屏障。

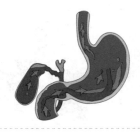

C 长期吃非甾体类抗炎药:

阿司匹林　　布洛芬　　扶他林　　乐松　　　西乐葆　　泰诺林

止痛药就是我们常见的非甾体类抗炎药。

D D.经常喝酒、抽烟。

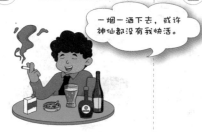

一烟一酒下去,或许神仙都没有我快活。

E 不良饮食习惯:三餐不规律、暴饮暴食、辛辣刺激的食物、咖啡、浓茶。

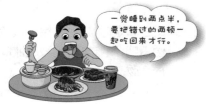

一觉睡到两点半,要把错过的两顿一起吃回来才行。

F 自身免疫功能异常:少见。

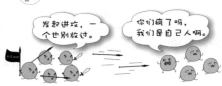

发起进攻,一个也别放过。

你们疯了吗,我们是自己人啊。

G 其他细菌、病毒、寄生虫、真菌感染等。

别忘了,还有我们

● 分类:

A 慢性非萎缩性胃炎:
胃黏膜正常,没有发生萎缩。

B B.慢性萎缩性胃炎:
胃黏膜变薄,发生了萎缩。

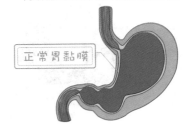

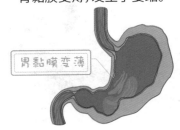

● **有症状的慢性胃炎朋友应该:**

A 调整饮食和生活方式:

①因疾病需要服用非甾体类抗炎药时,配合护胃药。

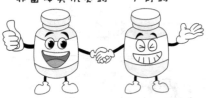

②戒烟戒酒戒咖啡和浓茶。

③三餐定时,避免过饱过饥,吃饭时细嚼慢咽,不吃辛辣刺激、油腻、过冷过热的食物。

慢慢来,感受生活

④保持心情舒畅。

轻轻松松,开心每一天

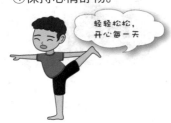

 没有症状的慢性非萎缩性胃炎不需要吃药,重要的是调整饮食和生活方式

B 在医生的指导下吃药：

有幽门螺杆菌的朋友应在医生指导下使用四联疗法根除Hp。

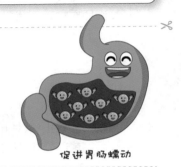

促进胃肠蠕动

常用西医药

①促动力药：
伊托必利、莫沙必利和多潘立酮等可促进胃动力，减少胆汁反流。
（上腹饱胀、恶心呕吐的胃炎朋友可用）；

②胃黏膜保护剂：
如铝碳酸镁、硫糖铝、吉法酯、替普瑞酮等可增强胃黏膜屏障功能，减轻或消除胆汁反流所致的胃黏膜损伤；

硫糖铝咀嚼片　　铝碳酸镁片

③抑制胃酸分泌药物：

H2受体拮抗剂：

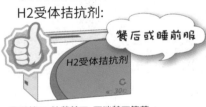

餐后或睡前服

H2受体拮抗剂

雷尼替丁、法莫替丁、西咪替丁等药
可抑制胃酸分泌

质子泵抑制剂（PPI）：

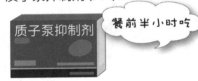

餐前半小时吃

质子泵抑制剂

奥美拉唑、泮托拉唑、艾司奥美拉唑等
抑制胃酸能力强

④消化酶制剂：
米曲菌胰酶片、复方阿嗪米特肠溶片、胰酶肠溶胶囊、复方消化酶胶囊等，辅助消化。

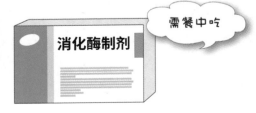

需餐中吃

消化酶制剂

①香砂六君丸:
益气健脾、理气宽中,适用于脾虚气滞证,可见嗳气、食欲减退、脘腹胀满、大便质烂等症状。

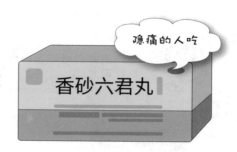

②理中丸
温阳健脾、散寒止痛,适用于脾胃虚寒证,可见胃部隐痛、腹部怕冷喜暖、吐清水等症状。

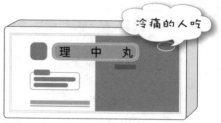

③胃乃安胶囊:
补气健脾、活血止痛,适用于脾胃气虚、瘀血阻滞证,可见胃部隐痛或刺痛、食欲减退等症状。

④气滞胃痛颗粒:
疏肝和胃,适用于肝胃不和证,可见胃脘胀痛、情绪不佳等症状。

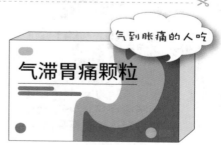

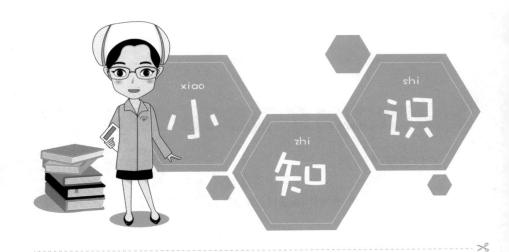

1 小知识：为什么情绪不佳时，胃部隐痛会加重？

中医认为慢性胃炎病位在脾胃，与肝相关。情志失调是慢性胃炎的一个重要病因。在五行中，肝属木，脾胃属土，木克土。

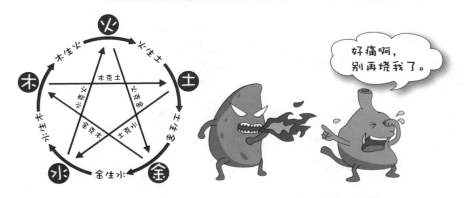

情绪不佳如忧郁、生气、愤怒时，往往导致肝气郁滞，这时候肝木更容易乘犯脾土，从而引起或加重慢性胃炎的症状

穴位按摩

1 揉按足三里穴:可以调理脾胃、补中益气。

方法:用拇指指腹揉按穴位,两侧交替进行,3~5分钟即可。

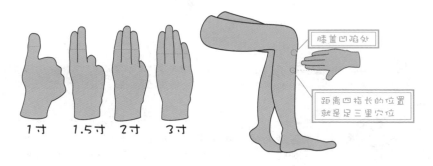

1寸　1.5寸　2寸　3寸

膝盖凹陷处

距离四指长的位置就是足三里穴位

---

2 揉按中脘、天枢穴:可以调和脾胃、消食行滞、理气止痛。

方法:用拇指指腹着力于穴位进行揉按,用力均匀(加万金油揉按效果更佳),3~5分钟即可。

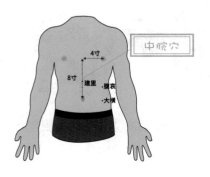

中脘穴

4寸

8寸

建里·腹哀

·大横

肚脐

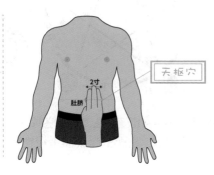

天枢穴

2寸

肚脐

③ 揉按内关穴:可以行气止痛、止呕。

方法:用拇指按揉,边按边揉,两侧交替进行,穴位出现酸胀、发热感即可。

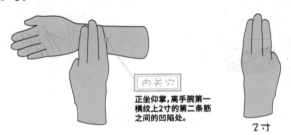

内关穴

正坐仰掌,离手腕第一横纹上2寸的第二条筋之间的凹陷处。

2寸

穴位艾灸

① 可以温中散寒、行气止痛,适合脾胃虚寒的朋友。

灸神阙穴:先用细盐将肚脐填平,取块厚0.2～0.3厘米 姜片以粗针刺数个小孔后置于盐上,然后艾炷置于姜片上 点燃,燃尽后可换炷再灸,每次灸5～7炷,连续20～30天。

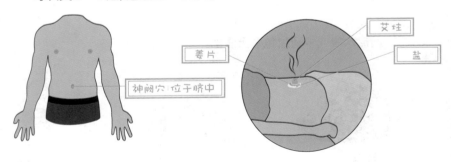

艾炷

姜片

盐

神阙穴 位于脐中

② 灸中脘、足三里、关元:③将点燃的艾条置于艾灸盒中,再将艾灸盒放置于穴位上,灸10~15分钟使皮肤出现红晕而不烫伤,每2~3天1次,症状减轻后可适当减少施灸次数。

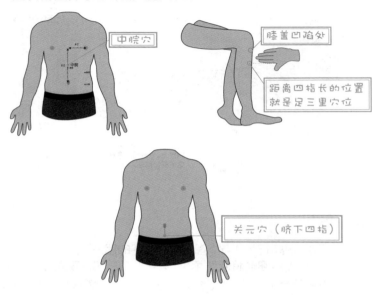

腹部热敷|以上腹部为主

可以温中散寒、行气止痛,

方法:用热水袋或中药封包敷上腹部。

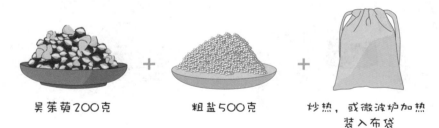

吴茱萸200克　　　　粗盐500克　　　　炒热,或微波炉加热
　　　　　　　　　　　　　　　　　　　　装入布袋

小妙招只可暂时缓解胃痛,出现不明原因胃痛要及时到医院消化科就诊。

6.胃镜检查发现胆汁反流性胃炎，怎么办？

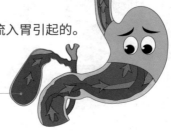

● **定义**：慢性胃炎的一种类型，由胆汁反流入胃引起的。

胆汁反流

● **症状**：可没有症状，也可出现以下症状：

上腹部隐痛

胀满、恶心

呕吐胆汁

烧心、嗳气

反酸、口干口苦

● **病因**：

① **胃肠道手术**：胃大部分切除术、迷走神经切断术等使十二指肠压力高于胃，造成胆汁频繁大量的反流至胃。

切断

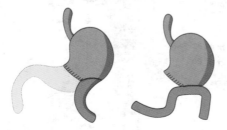
胃大部分切除术

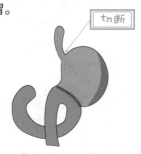
迷走神经切断术

2 胆囊疾病:胆囊炎、胆结石、胆囊切除术后可使排入十二指肠的胆汁增多,进而增加了反流入胃的胆汁量。

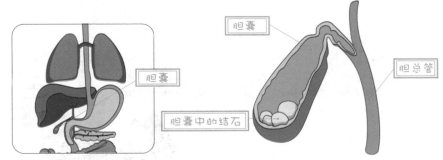

3 精神心理因素:焦虑、抑郁、强迫症状等精神心理因素和生活压力可引起胃肠蠕动紊乱及胆汁排放异常,进而导致胆汁反流入胃。

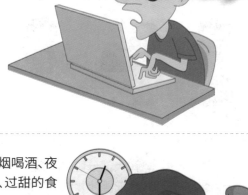

4 不良生活饮食习惯:吸烟喝酒、夜间加餐、常吃高脂油腻、过甜的食物、缺乏运动等均可引起或加重胆汁反流入胃。

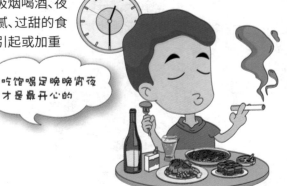

5 **其他：**糖尿病、肝炎、胰腺炎、消化性溃疡、便秘、长期服用阿片类止痛药等都容易引起胆汁反流入胃。

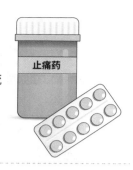

得了胆汁反流性胃炎的朋友，应该：

A.养成良好的生活饮食习惯：吃饭细嚼慢咽，不暴饮暴食，少吃高脂油腻、过甜、辛辣刺激的食品，戒浓茶、烈酒、浓咖啡；饭后散步、不要坐着不动；不熬夜、少吃夜宵；保持心情舒畅。

B.在医生的指导下用药：

西医药：对症治疗为主

①**质子泵抑制剂：**

减少胃酸分泌，减轻胃黏膜损伤；

质子泵抑制剂

---

②**胃黏膜保护剂：**保护并促进胃黏膜修复。

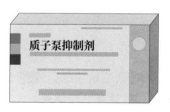

铝碳酸镁片

铝碳酸镁制剂不仅可保护胃黏膜，还可结合胆汁酸。

③**促胃肠动力剂:**最常用的莫沙必利和多潘立酮, 促进胃肠动力, 减少胆汁反流。

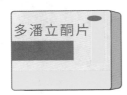
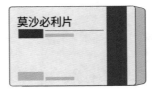

④**熊去氧胆酸:**
可保护胃黏膜, 并使胆汁酸转化为无细胞毒性的 熊去氧胆酸, 减轻胃黏膜损伤。

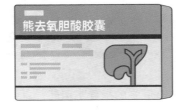

⑤**抗抑郁药或抗焦虑药:**最常用的是黛力新, 具有双向调节作用, 可改善精神症状, 提高治疗效果。

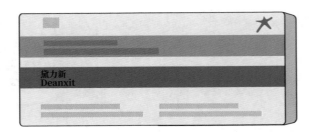

7. 胃镜检查发现慢性萎缩性胃炎，怎么办？

● 定义：

慢性胃炎中较严重的一种类型，胃黏膜上皮遭受反复损害导致固有腺体减少，伴或不伴肠腺化生，具有癌变风险。

如果人们不及时治疗，在幽门螺杆菌的助力下，我可以进展为萎缩性胃炎，甚至胃癌。

普通胃炎

明确诊断需要胃镜+病理检查相结合

● 得了慢性萎缩性胃炎的朋友，应该：

A. 调整饮食习惯：

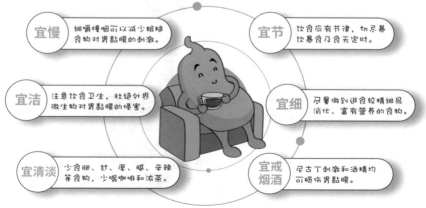

宜慢　细嚼慢咽可以减少粗糙食物对胃黏膜的刺激。

宜节　饮食应有节律，切忌暴饮暴食及食无定时。

宜洁　注意饮食卫生，杜绝外界微生物对胃黏膜的侵害。

宜细　尽量做到进食较精细易消化、富有营养的食物。

宜清淡　少食肥、甘、厚、腻、辛辣等食物，少喝咖啡和浓茶。

宜戒烟酒　尼古丁刺激和酒精均可损伤胃黏膜。

B. 保持心情舒畅、心态乐观向上。

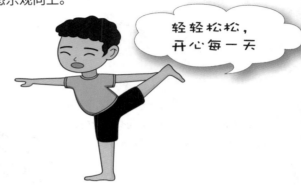

C. 配合医生积极规范治疗，根除幽门螺杆菌，对症用药。

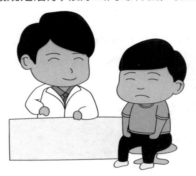

●**慢性萎缩性胃炎可以逆转吗?**
慢性萎缩性胃炎的逆转指的是实现病理
组织学上黏膜萎缩和肠化减轻、消失。

●逆转或维持萎缩不再进展需要：

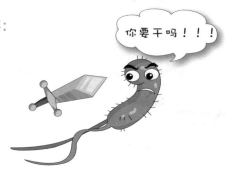

1 根除害虫：
根除幽门螺杆菌

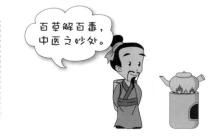

2 供给营养：
中医通过健脾益气
活血等方法,改善
内环境。

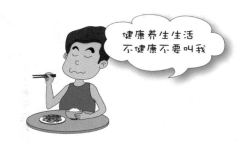

3 避免伤害：
调整饮食生活习惯。

通过治疗部分萎缩性胃炎患者可以逆转哦

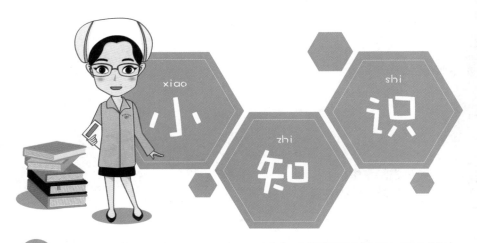

1 小知识：如何防止慢性萎缩性胃炎进展为胃癌？

防止慢性萎缩性胃炎进展为胃癌，我们需要这样做：

A

调整生活饮食习惯是基础；

B

积极根除幽门螺杆菌是首要（可逆转胃黏膜萎缩，延缓肠化生进展）；

C

中医药治疗固本，在辨证论治的基础上，可适当运用活血化瘀、解毒散结等中药（能减轻、逆转胃黏膜萎缩和肠化生，降低癌变风险）；

D

定期复查是关键；发现高危病变并内镜下切除。

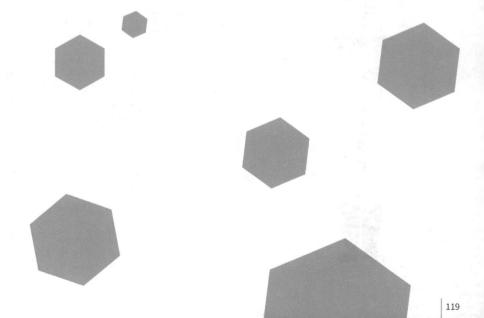

A	若不伴肠上皮化生和异型增生	可每1~2年复查1次
B	若是中、重度萎缩或伴有肠上皮化生	应每1年复查1次
C	若是伴有轻度或中度异型增生的	应每6~12个月复查1次
D	若是伴有重度异型增生的,应内镜下切除病变	每6个月复查1次

A.姜枣猪肚汤

材料:

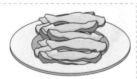			
猪肚150克	生姜	大枣20克	盐
猪肚性温,可以补益脾胃、温中散寒。	生姜温中和胃、散寒止呕。	大枣可以补脾益气。	调味。

做法:猪肚、大枣洗净,生姜切片,一起放入锅中,加水,炖熟加食盐调味后即可食用。

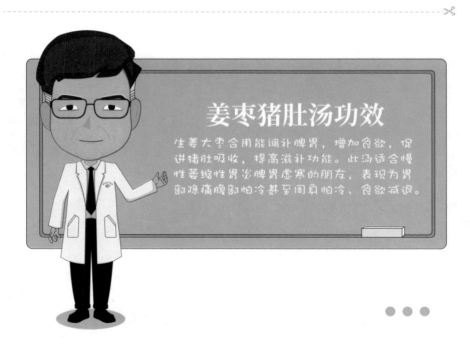

姜枣猪肚汤功效

生姜大枣合用能调补脾胃,增加食欲,促进猪肚吸收,提高滋补功能。此汤适合慢性萎缩性胃炎脾胃虚寒的朋友,表现为胃部隐痛腹部怕冷甚至周身怕冷、食欲减退。

B.参须石斛滋胃汤

材料:

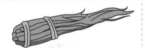 人参须10~15克	 石斛12~15克	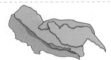 玉竹12克
人参须可以补气生津安神。	药性味平和,养胃滋阴。	药性味平和,养胃滋阴。
淮山药12克	乌梅3枚	大枣6枚
山药补脾胃之气。	乌梅性平味酸,可以敛阴生津。	大枣补脾益气。

做法: 加水煮40分钟,去渣代茶饮。

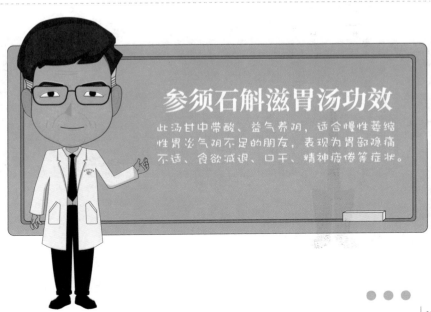

参须石斛滋胃汤功效

此汤甘中带酸、益气养阴,适合慢性萎缩性胃炎气阴不足的朋友,表现为胃部隐痛不适、食欲减退、口干、精神疲倦等症状。

材料:

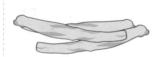

党参20~30克

党参补脾益气

粟米100克

粟米养脾胃

做法:党参切成薄片,粟米炒熟,加水1000毫升煮,当茶饮。

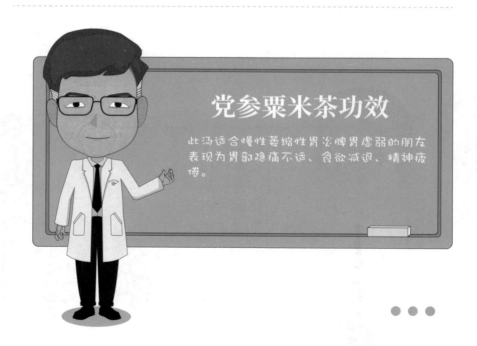

党参粟米茶功效

此汤适合慢性萎缩性胃炎脾胃虚弱的朋友，表现为胃部隐痛不适、食欲减退、精神疲倦。

8.胃痛检查发现
消化性溃疡怎么办?

定义:
胃和十二指肠溃疡,主要表现为黏膜局限性组织缺损、发炎与坏死。

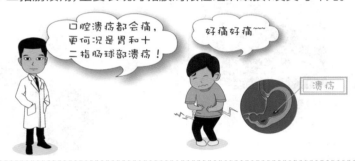

● **症状:**

上腹部疼痛　　反酸　　烧心、嗳气　　恶心呕吐

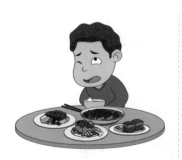

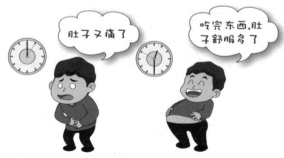

胃溃疡:饭后疼痛加重。　　**十二指肠溃疡:**饥饿痛、半夜痛,餐后可缓解。

123

● 发现消化性溃疡，应该：

 在医生指导下，规范治疗：

常用西药：

①抑酸药：抑制胃酸分泌。

> 消化性溃疡首选，餐前半小时服用。

质子泵抑制剂

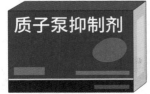

> 抑制胃酸分泌，促进溃疡修复。

H2受体拮抗剂

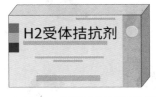

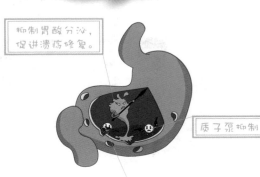

> 质子泵抑制
> H2受体拮抗剂

②制酸药：中和已经分泌的胃酸，促进溃疡修复。

铝碳酸镁片

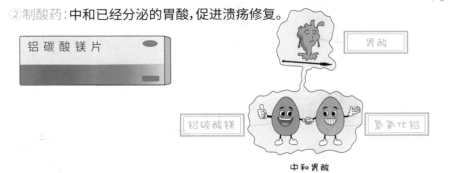

> 胃酸
> 铝碳酸镁
> 氢氧化铝

中和胃酸

③黏膜保护剂：

铋剂给溃疡穿上防护服，促进修复。

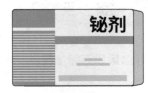

枸橼酸铋钾

B **根除幽门螺杆菌:**

若感染幽门螺杆菌,无论消化性溃疡是初发还是复发,有没有并发症,都需要根除。

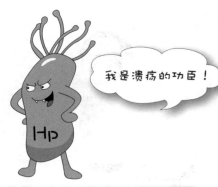

我是溃疡的功臣!

根除幽门螺杆菌可促进溃疡愈合和防止复发

C **注意饮食:**

三餐规律,饮食要易消化、少刺激,不吃酸甜、辛辣、刺激性食物,忌烟酒、咖啡、浓茶和非甾体类抗炎药。

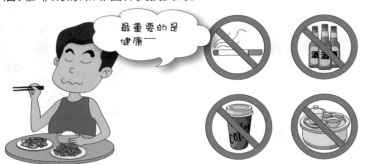

最重要的是健康~~~

D **注意情绪:**

调整心态、保持心情舒畅、乐观、平和、避免精神刺激。

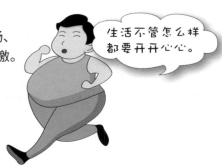

生活不管怎么样都要开开心心。

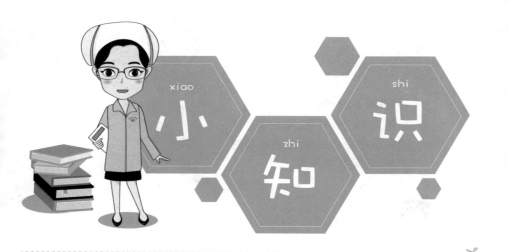

1 小知识：胃不痛了，抑制胃酸的药还需要吃吗？

- 消化性溃疡有规范的服药疗程，没有达到治疗疗程，不可以随便停用抑制胃酸药，需要医生评估。

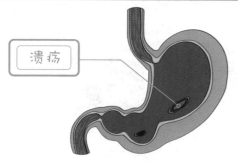

溃疡

消化性溃疡服药疗程

A	十二指肠球部溃疡	4～6周
B	胃溃疡	6～8周

- 达到疗程之后还需查胃镜了解溃疡愈合情况，如溃疡未愈合需延长用药时间。

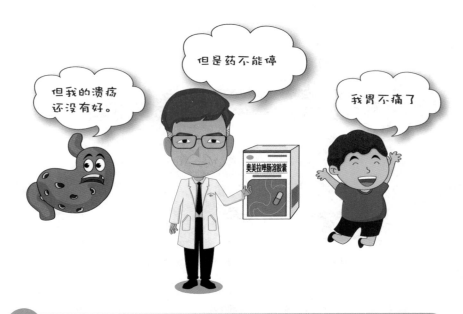

2 小知识：去年溃疡吃药治好了，为什么今年春天又复发了呢？

● 消化性溃疡具有冬春季节高发的特点。
此外，幽门螺杆菌感染是消化性溃疡发
病和复发的重要因素之一，如果没有根
除幽门螺杆菌，或者根除失败，或者再
次感染，都可能导致消化性溃疡复发。

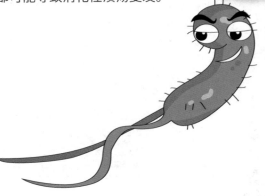

● 促进溃疡愈合食疗方

A.山药荠菜粥

材料：

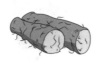		
山药50克	鲜荠菜100克	糯米50克
山药补脾胃，益肺肾。	荠菜健胃消食、降压止血。	糯米味甘性温，能健脾养胃和益气补血。

做法：山药洗净，切末，荠菜去杂洗净，切碎；糯米 淘洗干净备用。锅内加水适量，放入山药、糯米，煮熟后，撒入荠菜煮稠即可食用。

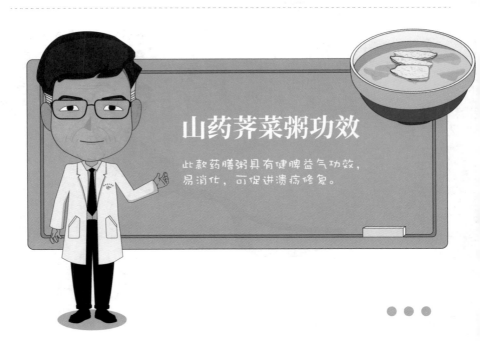

山药荠菜粥功效

此款药膳粥具有健脾益气功效，易消化，可促进溃疡修复。

B.鲜藕墨鱼汤

材料：

鲜藕100克

鲜藕凉血止血，
清热止渴。

墨鱼50克

墨鱼养血滋阴，
益气强志。

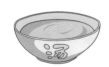

鲜鸡汤1500毫升

提高人体的免疫功能。

做法：鲜藕洗净切片，墨鱼除骨洗净，切片，用冷水浸泡4小时备用。锅置旺火上，倒入鸡汤烧开，下墨鱼、鲜藕煮熟时，加入精盐出锅即成。

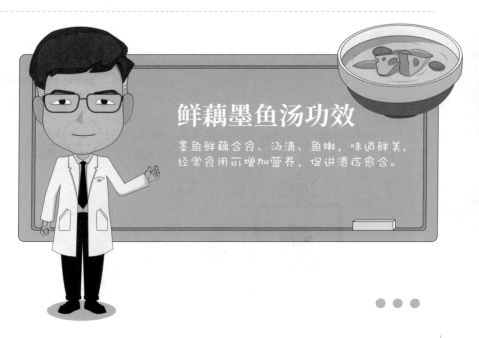

鲜藕墨鱼汤功效

墨鱼鲜藕合食、汤清、鱼嫩，味道鲜美，经常食用可增加营养，促进溃疡愈合。

9. 胃镜检查发现胃息肉怎么办？

● 定义：

是突出于胃黏膜表面的良性
隆起性病变。

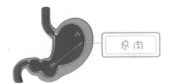

息肉

● 症状：

多数无症状，少数可引起上腹部疼
痛、饱胀、恶心、嗳气、食欲不振、胃
灼热等症状。

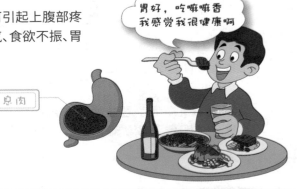

胃好，吃嘛嘛香
我感觉我很健康啊

息肉

胃息肉一般是因胃镜检查被发现的

● 分类：

A	非肿瘤性息肉	炎性息肉、增生性息肉、胃底腺息肉	一般不癌变
B	肿瘤性息肉	管状腺瘤、绒毛状腺瘤、混合性腺瘤	有进展为胃癌的风险

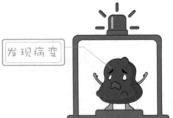

发现病变

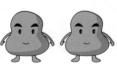

●检查发现胃息肉，应该：

由内镜医师行胃镜下息肉切除

手术	方法	图解
① 氩离子凝固术（APC术）	借助氩离子束灼烧损坏小息肉；适用于较小的良性息肉，无法行病理诊断。	
② 钳除术	适用≤5毫米息肉，可送病理诊断，操作简便，但不完整钳除发生率高。	
③ 圈套器切除	适用于＞5毫米的隆起性息肉。	
④ 内镜黏膜切除术（EMR术）	在黏膜下注射，使病变黏膜隆起，再用圈套器将黏膜病灶整块或分块切除，适用于5～20毫米的病变。	A B C D E
⑤ 内镜黏膜下切除术（ESD术）	可将病变的黏膜层和黏膜下层整剥离，适用于直径大于20毫米、EMR术难以整块切除的病变。	1 2 3 标记 黏膜下注射 切开 4 5 黏膜下剥离 剥离成功 黏膜层 黏膜下层 固有肌层

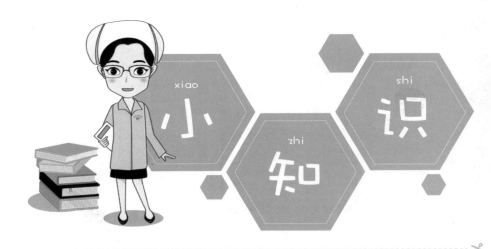

1 小知识:息肉和息肉病是一样的吗?

A 息肉

人体的空腔脏器(如鼻腔、胃、肠、胆囊、膀胱等)黏膜向腔内突出和隆起的病变,其实就是黏膜上"多余的肉"。

息肉

B 息肉病

消化道出现100颗以上的息肉,并引起相应的临床表现,发病多与基因突变相关。

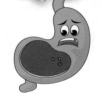

兄弟,你这样的不算,我才是真的有息肉病。

我得息肉病了啊。

息肉的Plus版本就是息肉病

胃腺瘤性息肉具有癌变风险,切除后必须复查胃镜。

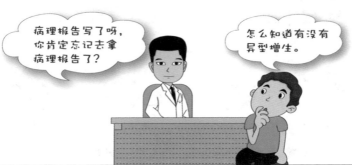

A	轻度异型增生	术后1~2年复查一次胃镜
B	中重度异型增生	术后三个月内复查胃镜,没有发现息肉的以后可以半年复查一次胃镜

3 小知识:防治胃肠息肉复发有哪些食疗方?

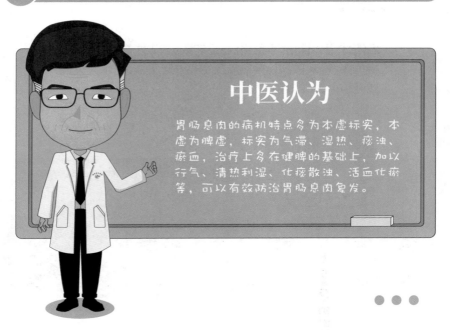

中医认为

胃肠息肉的病机特点多为本虚标实,本虚为脾虚,标实为气滞、湿热、痰浊、瘀血,治疗上多在健脾的基础上,加以行气、清热利湿、化痰散浊、活血化瘀等,可以有效防治胃肠息肉复发。

● 以下食疗方对防治胃肠息肉有一定帮助：

①鱼头薏米冬瓜黄芪汤

材料：

青鱼头1个	冬瓜100克	黄芪30克	生姜3片
青鱼性平味甘，可补气养胃、化湿祛风；	冬瓜性微寒味甘，入肺、大小肠、膀胱经，可清热利水功效；	黄芪味甘，性温，入肺、大小肠、膀胱经，具有补气利水功效；	刺激胃肠黏膜、增强消化能力。
薏米30克	薏米味甘、淡，性凉，归脾、胃、肺经。具有健脾渗湿功效，现代研究提示薏米具有控制肿瘤生长、提高机体免疫功能、控制癌性积液、抑制血管生成和提供高能量营养等多种功效。		

做法： 以上材料洗净备用，冬瓜切成5毫米左右片状，可不去皮；将鱼头、薏米、冬瓜、黄芪以及生姜一起下锅，加水大火烧开后，转至小火煲60分钟即可。

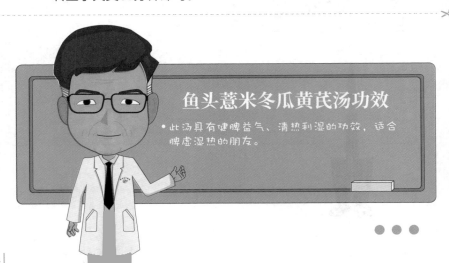

鱼头薏米冬瓜黄芪汤功效

• 此汤具有健脾益气、清热利湿的功效，适合脾虚湿热的朋友。

②党参薏米鸡汤

材料:

光鸡500克	党参30克	薏米30克	陈皮5克	生姜3片
温中益气,补精填髓,补虚损的功效。	党参味甘,性平,归经归脾、肺经,具有补中益气,健脾益肺功效。	薏米具有健脾去湿、清热排脓、舒筋除痹等功效。	陈皮味苦、辛,性温,归经归肺、脾经,具有理气健脾,燥湿化痰功效。	刺激胃肠黏膜、增强消化能力。

做法: 以上材料洗净备用,一起下锅,加水大火烧开后,转至小火煲60分钟,加盐调味即可。鸡肉性味甘、温,入脾、胃经,可益气温中。

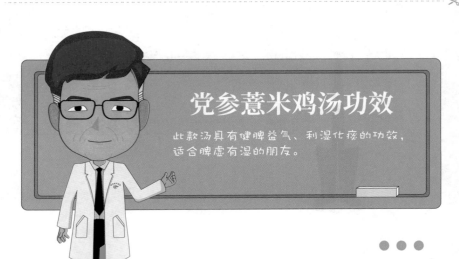

党参薏米鸡汤功效

此款汤具有健脾益气、利湿化痰的功效,适合脾虚有湿的朋友。

③薏米杂粮饭

材料：

   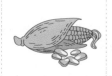

| 薏米100克 | 黑糯米200克 | 荞麦100克 | 玉米粒100克 | 糙米100克 |

做法： 以上材料洗净备用，加水，像平时煮米饭一样即可，米熟饭成。

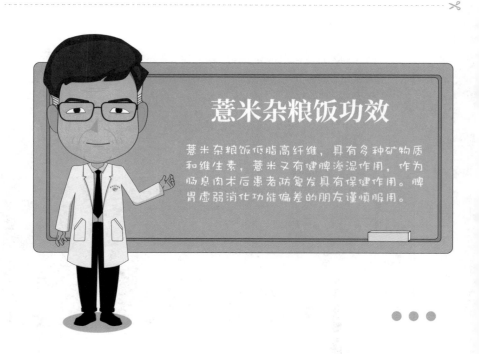

薏米杂粮饭功效

薏米杂粮饭低脂高纤维，具有多种矿物质和维生素，薏米又有健脾渗湿作用，作为肠息肉术后患者防复发具有保健作用。脾胃虚弱消化功能偏差的朋友谨慎服用。

④黄芪田七茶

材料:

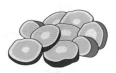

黄芪100克

补脾益气,利尿消肿,同时
有补肺气的作用。

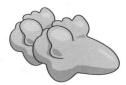

田七50克

田七味甘、微苦,性温,经归
肝、胃经,具有活血散瘀作用。

做法:黄芪、田七2∶1比例打粉混匀,用茶包装袋,10克一袋,开水
泡茶服用。

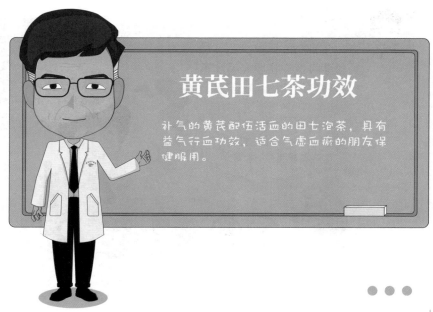

黄芪田七茶功效

补气的黄芪配伍活血的田七泡茶,具有
益气行血功效,适合气虚血瘀的朋友保
健服用。

10.胃预防胃癌有哪些妙招?

①调整饮食:

- 以新鲜、清淡饮食为主,少吃高盐、腌制、烧烤、油炸的东西如泡菜、咸菜、腊肉、炸鸡、薯条等。

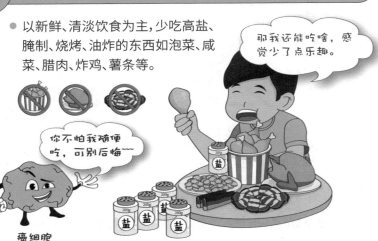

那我还能吃啥,感觉少了点乐趣。

你不怕我随便吃,可别后悔~~

癌细胞

---

②戒烟,不要长期大量饮酒:

- 长期吸烟及长期大量饮酒是胃癌发病的高危因素。

俗话说,吃烟长寿,喝酒壮身,我才不怕。

看你能吹多久,我就在这里等着你~嘻嘻嘻~~

胃癌

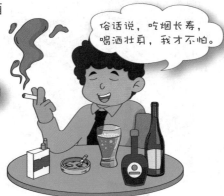

③养成良好的饮食习惯：

● 三餐定时，不暴饮暴食，吃饭时
细嚼慢咽，不吃剩饭剩菜。

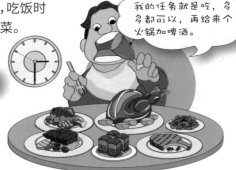

我的任务就是吃，多多都可以，再给来个火锅加啤酒。

你温柔点对我，我就越健康不然我也不知道会发生什么。

④根除幽门螺杆菌：

● 幽门螺杆菌感染是胃癌发生
的重要原因之一，杀灭幽门螺
杆菌可以有效预防胃癌。

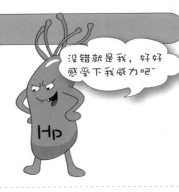

没错就是我，好好感受下我威力吧~

Hp

⑤积极进行胃癌筛查，及时治疗胃癌前疾病：

● 年龄≥40岁的，特别是有
胃癌家族史的，都应定期至
医院行胃镜检查，早发现早
治疗。有胃癌前疾病的，需
要积极规范的治疗。

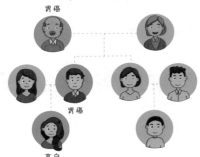

胃癌

胃癌

高危

第五章

肠治久安

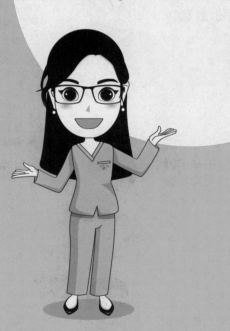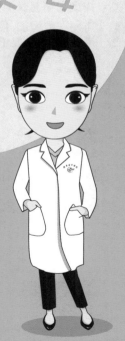

1.结直肠癌有什么症状?

① 中晚期结肠癌:

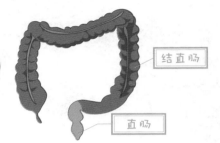

结直肠

直肠

A 排便习惯与粪便性状的改变:
排便次数增加,便秘,粪便中带血、脓液或黏液。

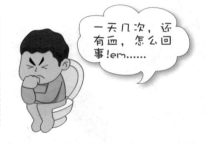

一天几次,还有血,怎么回事!em......

B 腹痛:
持续性隐痛,却往往不能明确疼痛的具体部位。也可能是腹部不适或腹胀感。

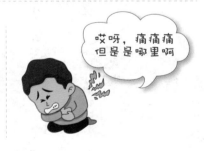

哎呀,痛痛痛但是是哪里啊

C 腹部肿块:
多为瘤体本身,有时可能为梗阻近侧肠腔内的积粪。

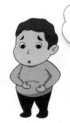

难怪肚子变了这么大,难道~~~

②中晚期直肠癌：

直肠刺激：
便意频繁、排便习惯改变；便前肛门有下坠感、里急后重、晚期有下腹痛。

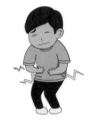

肠腔狭窄：
初始大便变细，当肠管部分梗阻后，可能出现腹痛、腹胀。

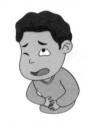

癌肿破溃感染：
大便表面带血及黏液，甚至有脓血便。

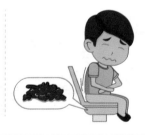

当癌肿侵犯直肠邻近器官如膀胱、男性前列腺时可出现尿频、尿痛、血尿；侵犯骶前神经可出现骶尾部剧烈持续性疼痛。

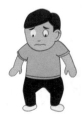

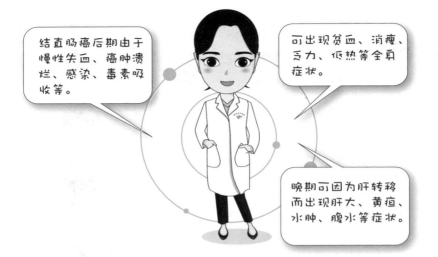

结直肠癌后期由于慢性失血、癌肿溃烂、感染、毒素吸收等。

可出现贫血、消瘦、乏力、低热等全身症状。

晚期可因为肝转移而出现肝大、黄疸、水肿、腹水等症状。

 早期结直肠癌及癌前病变：

可能没有任何症状，或症状轻微，不具有特异性，如便秘,腹泻,腹痛等。

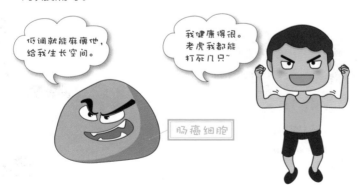

低调就能麻痹他，给我生长空间。

我健康得很。老虎我都能打死几只~

肠癌细胞

 肠癌早期没有症状，结肠镜筛查是关键！

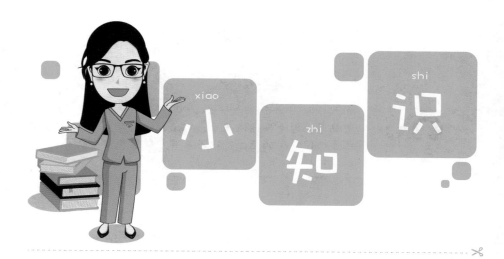

小知识：为什么会产生里急后重的感觉？

里急后重：便意频繁，却不能顺畅的排便，肚子痛，拉不干净，肛门有重坠的感觉，是人体的一种异常症状。

直肠是人体感受便意的部位，当其频繁受到刺激时就会出现里急后重。

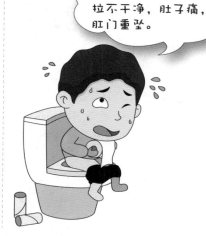

今天是第6次蹲坑了，拉不干净，肚子痛，肛门重坠。

肠癌

细菌性痢疾

痔疮

▲ 可引起里急后重的疾病

里急后重提示直肠有病变，尽快就诊。

2. 哪些人需要警惕结直肠癌的发生？

结直肠癌的发生是遗传因素、环境、生活方式、饮食等因素协同作用的结果，以下人群需要警惕结直肠癌的发生：

A **结直肠癌家族史的人：**

结直肠癌具有遗传倾向,结直肠癌患者的一级亲属的结直肠癌发病风险比普通人高。

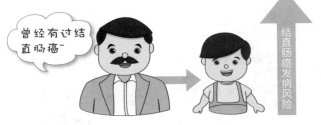

> 曾经有过结直肠癌~

结直肠癌发病风险

结直肠癌家族史

B **溃疡性结肠炎患者：**

溃疡性结肠炎病程超过10年、病情反复发作,炎症反应损害肠道黏膜,增加结直肠癌患病风险。病程越长,病变范围大,癌变风险越高。

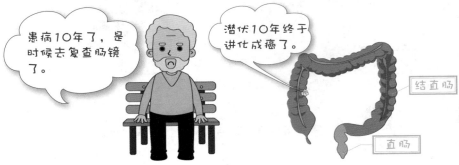

> 患病10年了,是时候去复查肠镜了。

> 潜伏10年终于进化成癌了。

结直肠

直肠

溃疡性直肠炎

C 喜好红肉、高脂饮食的人:

红肉和肉制品都富含<u>亚硝基化合物</u>,从而会对DNA造成损伤,且高温烹制的红肉,会产生大量可致细胞变异的杂环氨基酸,也能够改变胆汁酸的正常合成分泌,并使肠道菌群分布发生变化,造成肿瘤易生的环境。

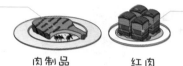

肉制品　　　红肉

● 来源于红肉的脂肪摄入量的增加,可导致胆固醇和胆汁酸生成增多,在肠道菌群作用下可转化为致癌物质,如脱氧胆酸和石胆酸等,从而对大肠隐窝上皮细胞产生细胞毒作用,并造成不可修复的DNA损伤。

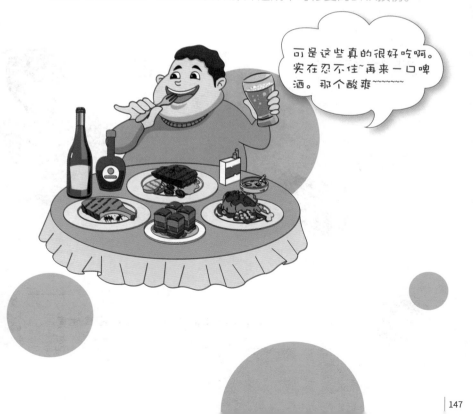

D 长期烟酒不离的人：

烟草烟雾中含有大量的致癌物质,可结合DNA,促使肠黏膜细胞发生不可逆转的基因改变,促进结直肠癌的发生。饮酒可能导致肠道菌群紊乱,促进亚硝胺类致癌物质合成,从而增加结直肠癌发生的风险。

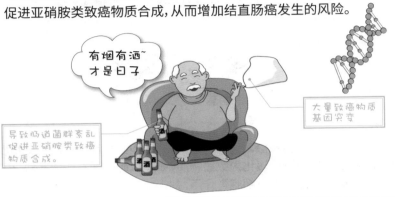

E 不爱吃水果蔬菜的人：

以下是水果蔬菜的作用：

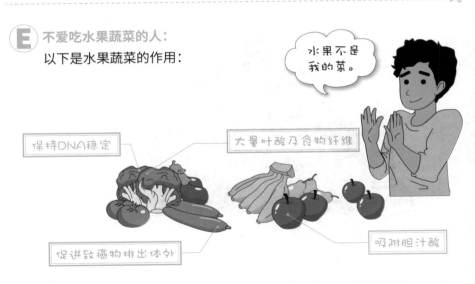

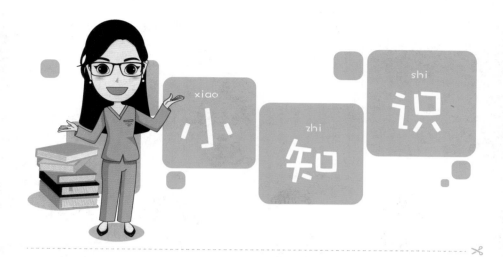

1 小知识:父亲或母亲患结直肠癌, 会遗传给孩子吗?

● 结直肠癌具有一定的遗传倾向,遗传性结直肠癌占全部结直肠癌的5%,其余是散发性结直肠癌。

在遗传性结直肠癌中,最常见的是家族性腺瘤性息肉病和遗传性非息肉病性结直肠癌。

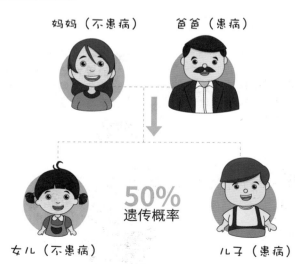

妈妈(不患病)　　爸爸(患病)

50%
遗传概率

女儿(不患病)　　　儿子(患病)

- 在散发性结直肠癌中，如果家族中有一个结直肠癌患者，那么与他有血缘关系的一级亲属，包括父母、子女、兄弟姐妹，患结直肠癌的可能性是常人的2~3倍。如果家族中有两名或以上的近亲（父母或兄弟姐妹）罹患结直肠癌，则发生结直肠癌的风险更高。

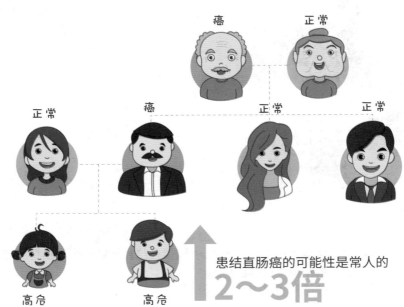

患结直肠癌的可能性是常人的
2~3倍

- 出现这种家族聚集现象的原因，除了遗传因素外，还有环境因素的作用，

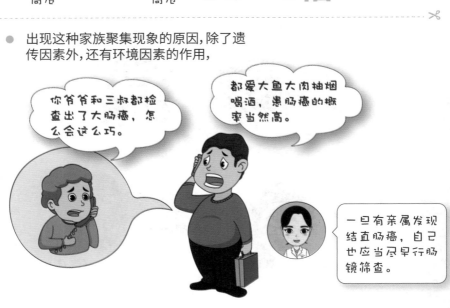

● 在我国结直肠癌发病的地域分布上，地区差异比较明显。

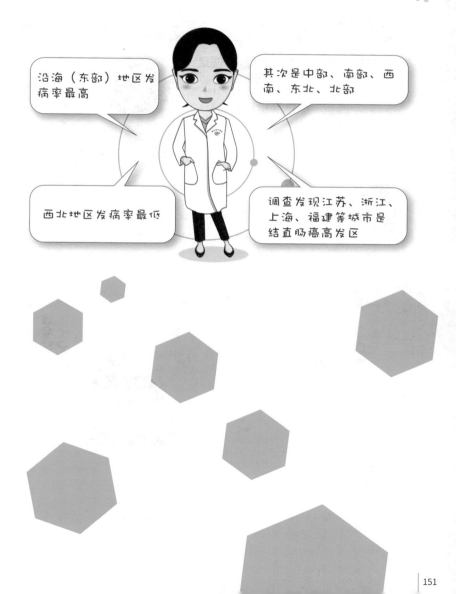

3.怀疑结直肠癌 需要做什么检查?

1 粪便潜血试验和粪便免疫化学检测:

● 肿瘤表面若有糜烂出血,即使是少量,在粪便中也能检测出来。试验结果阳性需要进一步肠镜检查,若阴性也不能排除结直肠癌。

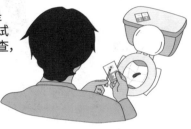

操作简单,价格便宜,但不具有特异性,只作为结直肠癌诊断的辅助检查

2 粪便基因检查:

● 检测粪便中可能跟癌前病变或癌症有关的DNA变化,能有效筛查出早期结直肠癌,并且只需采集粪便标本。

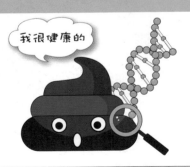

我很健康的

无须限制饮食,无创,但价格较贵。

3 血浆Septin9基因甲基化检测：

- Septin9基因甲基化是结直
肠癌早期发生发展过程中
的特异性分子标志物。

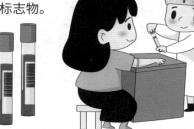

抽血就好啦
方便快捷

只需抽血即可检测，方便快捷，但阴性不能代表
没有得结肠癌，需多项检查共同评估。

4 肠镜：

- 肠镜就像人的眼睛加放大镜，检查医师可以通过显示屏直接观察
结直肠黏膜细微的改变，能尽早发现可疑病灶，进行活检，进而完
成病理学诊断和病变确诊。

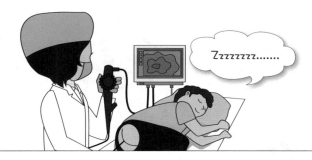

Zzzzzzz......

肠镜及病理活检是目前诊断结直肠癌的金标准。

5 CT虚拟结肠镜：

- 一种非侵入性的影像学检查,通过使用CT产生出结直肠的二维与三维图像,模拟从结直肠内进行观察的结直肠三维图像。

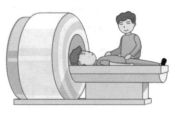

便捷无需肠道准备，但容易漏诊。

6 CT、MRI、PET-CT等影像学检查：

- 能发现结直肠病变,并显示具体位置,清晰了解病灶的浸润程度、与周边组织器官的关系、转移情况等,对肿瘤的分期和患者治疗方案的制定有重要作用。

交给我吧~

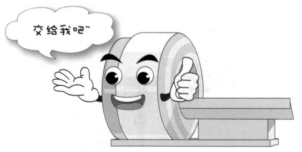

难以发现早期结直肠癌，常用于结直肠癌确诊后评估有无外侵或转移，不能很好地显示肠腔内病变的全貌，价格相对较贵。

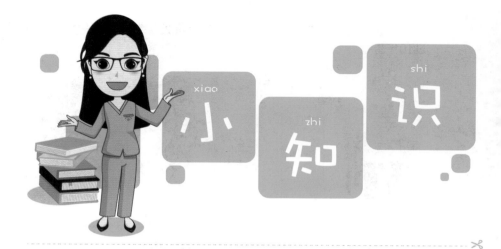

1 小知识：哪些人需要进行结直肠癌筛查？

① 结直肠癌高发区，如长江三角洲地区、珠江三角洲地区以及港澳台地区，年龄超过40岁者。

② 反复黑便、排便习惯改变，或便潜血试验阳性而上消化道检查没有发现问题的人群，慢性腹泻或长期便秘的人群。

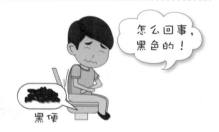

怎么回事，黑色的！

黑便

③ 一级亲属中有结直肠癌或腺瘤病史的成员。

曾经有过结直肠癌~

父亲患病

结直肠癌发病风险

④ 溃疡性结肠炎病程超过10年患者。

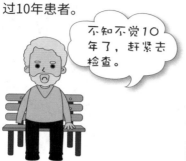

不知不觉10年了，赶紧去检查。

⑤ 结直肠癌或息肉切除术后的患者。

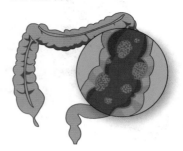

⑥ 有盆腔放射性治疗和胆囊切除史的患者。

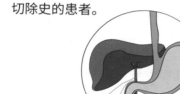

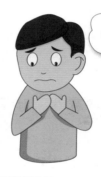

我的胆囊呢~~~

⑦ 符合以下任意2项者：慢性腹泻、慢性便秘、黏液血便、慢性阑尾炎或阑尾切除史、长期精神压抑、喜食高蛋白高脂肪食品、长期久坐缺乏运动者等。

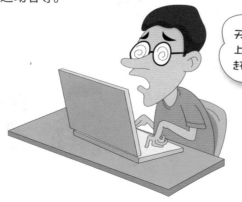

天天加班，我怎么感觉上面的症状我都有了，赶紧去检查下。

粪便潜血阳性可见于以下情况:

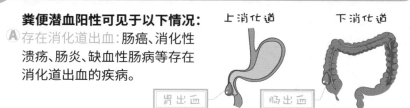

A 存在消化道出血:肠癌、消化性溃疡、肠炎、缺血性肠病等存在消化道出血的疾病。

B 进食了猪肝、鸭血、菠菜等含铁质丰富的食物。

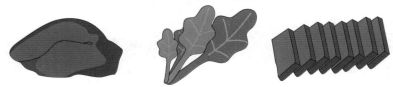

C 服用了含铁的药物(多糖铁)。

粪便潜血试验原理

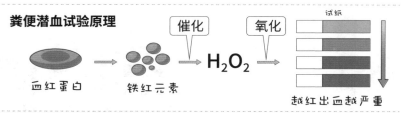

但进食摄入的铁红素(动物血、红肉、菠菜、药物)也可以使粪便潜血试剂检测后显示阳性。

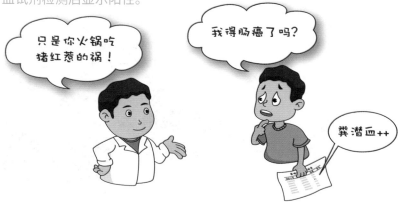

3 小知识：癌胚抗原CEA升高就是患有结直肠癌了吗？

多种疾病均可导致CEA升高, CEA升高不一定就是患有结直肠癌:
CEA升高的相关疾病:

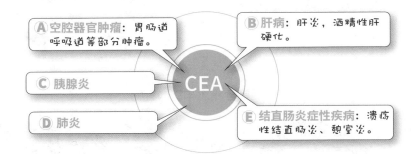

A 空腔器官肿瘤: 胃肠道呼吸道等部分肿瘤。

B 肝病: 肝炎, 酒精性肝硬化。

C 胰腺炎

D 肺炎

E 结直肠炎症性疾病: 溃疡性结直肠炎、憩室炎。

CEA

胃肠道肿瘤时, 血清中的癌胚抗原会明显升高。所以当检查发现CEA升高时, 我们应该:

A 进行消化道肿瘤筛查: 完善CA19-9、CA242等血清肿瘤标志物。

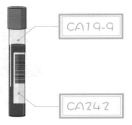

CA19-9

CA242

粪便潜血试验

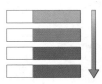

越红出血越严重

胃肠镜检查

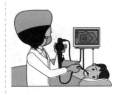

B 排查CEA升高的相关疾病

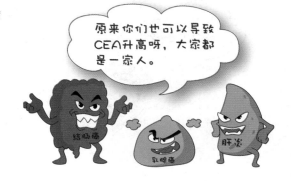

原来你们也可以导致CEA升高呀, 大家都是一家人。

结肠癌

乳腺癌

肝炎

4. 结直肠癌是怎么发展而来的？

肿瘤的发生发展是多步骤、多阶段及多基因参与的，结直肠癌也是如此。目前研究表明，大部分的结直肠癌是从息肉或炎症演变而来的，大致过程如下：

- 肠癌从腺瘤出现到发展为肠癌，需要**10年以上**的发展期。

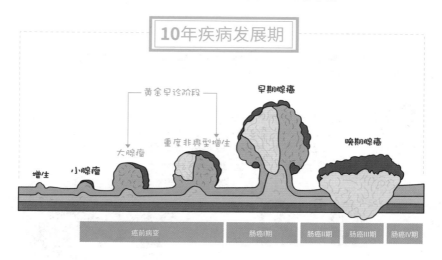

10年疾病发展期

黄金早诊阶段　早期腺癌

大腺瘤　重度非典型增生　晚期腺癌

增生　小腺瘤

癌前病变　肠癌I期　肠癌II期　肠癌III期　肠癌IV期

而这个过程是比较漫长的，至少需要十年，甚至二三十年。调整自己的生活方式、切除发现的息肉、控制好肠道炎症性疾病是预防结直肠癌的有效方法。

给我十年时间，我能进化成肠癌

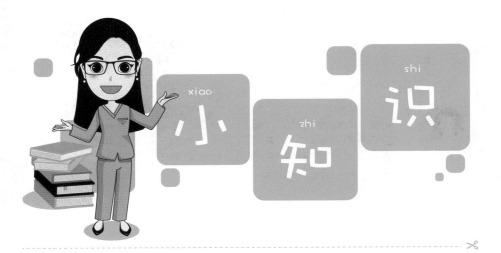

1 小知识：什么是家族性腺瘤性息肉病？

家族性腺瘤性息肉病，是一种常染色体显性遗传病，由5号染色体长臂上的APC基因突变所致，以结直肠内生长成百上千枚息肉为主要特征，癌变风险很高。

妈妈（不患病）　爸爸（患病）

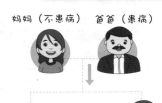

50%
遗传概率

女儿（不患病）

儿子（患病）

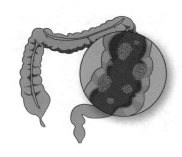

对于有该疾病家族史的人来说，早期进行肠镜监测是非常必须且重要的。进行肠镜监测的患者罹患结直肠癌的发生率为3%～10%，远远低于出现症状后才就诊的情况，其结直肠癌的发生率为50%～70%

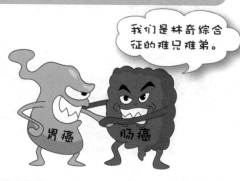

- 遗传性非息肉病性结直肠癌，又叫"林奇综合征"，是一种常染色体显性遗传疾病，是由生殖系的基因突变或基因缺失导致的，主要表现为能够发生多种肿瘤。

对于林奇综合征一级亲属和二级亲属，建议消化专科就诊，进行相应的基因检测，进行肠道肿瘤及肠外肿瘤的监测。

3 小知识：溃疡性结肠炎会进展为结直肠癌吗？

溃疡性结肠炎是结直肠癌的癌前疾病，有发生结直肠癌的风险，这与溃疡性结肠炎反复发生的炎症反应密切相关。

- 病程长、病变范围大，其癌变风险相对较高。

病程10年以内	患者癌变风险<1.0%	
病程15年	患者癌变风险为0.4%～2.0%	
病程20年	患者癌变风险为1.1%～5.3%	
广泛性或全结肠型溃疡性结肠炎癌变的风险最高	普通人群的15倍	

- 预防结直肠癌，除了积极控制溃疡性结肠炎病情外，还需要定期进行结肠镜随访。

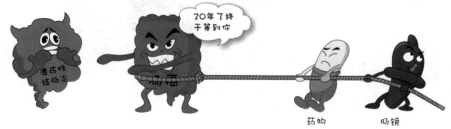

5.肠镜发现结直肠息肉，怎么办？

结直肠息肉是一类从肠黏膜表面突出到肠腔内的隆起性病变。

症状：大多数结直肠息肉无任何临床症状。

但当息肉增大到一定程度时则可出现相应的症状：

A 腹泻或排便次数增多，继发感染时可出现黏液脓血便；

B 便血，或粪便中混有血，或粪便外附有血；

C 肠梗阻及肠套叠，出现腹痛腹胀、呕吐、大便不通等症状。

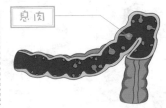

息肉

发现了结直肠息肉，我们应该：
由内镜医师行肠镜下息肉切除，切除方法同胃息肉，详见131页。

术后防治息肉复发，我们应该：

A 定期进行肠镜复查，及时切除复发的息肉，防止恶变。

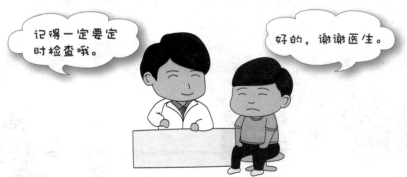

记得一定要定时检查哦。

好的，谢谢医生。

B 适当多吃粗粮、水果、蔬菜(小白菜、西兰花、卷心菜、花菜、绿叶甘蓝等十字花科类蔬菜),

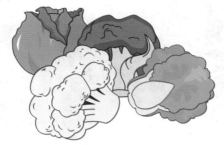

C 减少肉食、避免高脂饮食

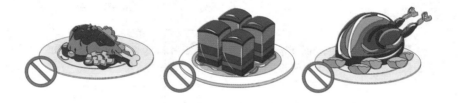

D 戒烟戒酒

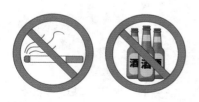

E 坚持规律的运动,控制体重

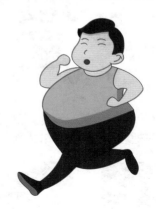

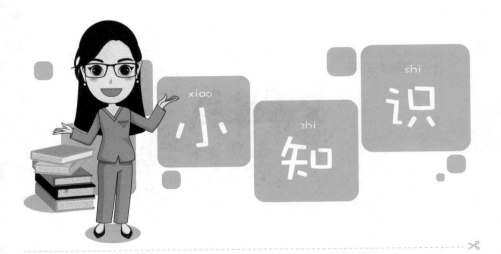

① 小知识：吃的肉多，就会长肠息肉吗？

长期过量食用红肉与加工肉制品将增高大肠息肉发生风险。

- 红肉一般是指所有哺乳动物的肌肉，包括牛肉、猪肉、羊肉等哺乳动物的肌肉。

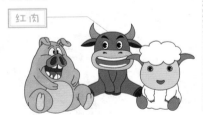

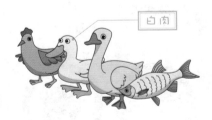

- 加工肉制品指经过腌渍、风干、发酵、熏制或其他为增加口味或改善保存而处理过的肉类，如：火腿、香肠、咸肉、热狗以及肉类罐头、肉类配料等。

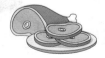

在日常生活中，应该少吃红肉与加工肉制品，"中国居民膳食宝塔"推荐每日肉类（新鲜肉类）的摄入量是50～75克。该推荐量既能帮助我们获得足够的蛋白质、铁等微量元素，也符合预防癌症风险的要求。

② 小知识：结直肠息肉吃药可以消掉吗？

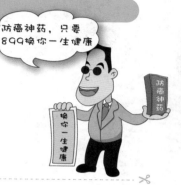

防癌神药，只要899换你一生健康

- 目前还没有药物（包括西药和中药）可以明确消除肠道已存在的息肉。

- 若是发现大肠息肉，内镜下切除是首选的治疗方法，切除术后若想通过药物改善症状或预防复发请一定要咨询消化科医生并在医生指导下使用，切不可轻信市面及网络上的广告，或自行服用药物，耽误病情。

③ 小知识：结直肠息肉切完，可以马上吃东西吗？

息肉切完，不可以马上吃东西。要在医生指导下进食。

- **小息肉**

切除术后1小时才可以饮水与进食，术后三天行半流质饮食，进食粗硬食物可能会摩擦创面引起出血。

术后三天禁止吃含有小种子、玉米粒等小而硬的颗粒食物。三天后可恢复正常饮食。

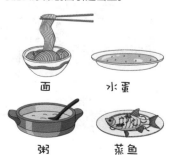

面　　水蛋

粥　　蒸鱼

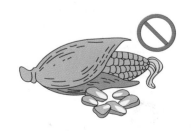

- 大息肉

切除术后则需先禁食24小时,具体的饮食方案,医生会详细写在肠镜检查报告上。

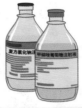

需要禁食的朋友也无须担心不能吃饭喝水，人会饿坏，禁食期间医生会给予静脉补充葡糖糖、氯化钠等，保证身体能量的需要。

4 小知识:结直肠息肉切除后,可以马上运动吗?

结直肠息肉切除后在一定时间内要以休息为主，避免剧烈运动，防止手术创面出血。

- 小息肉:

切除后可正常活动,但一周内避免剧烈运动。

好久没有撸铁了

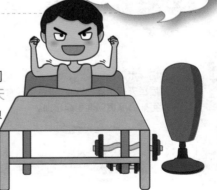

- 大息肉:

切除后一般以卧床休息为主,期间可下床每天散步2～3小时;2～3天后可恢复日常活动,但不能进行负重工作及剧烈运动。

如若术后出现剧烈腹痛、便血等情况，有可能是术后创面出血，均应立即至医院就诊。

- 上皮内瘤变是一个病理学术语，通俗地理解，就是指结直肠黏膜层的上皮细胞偏离正常生长和分化，有部分或全部恶变成癌细胞的可能性，可分为低级别上皮内瘤变和高级别上皮内瘤变

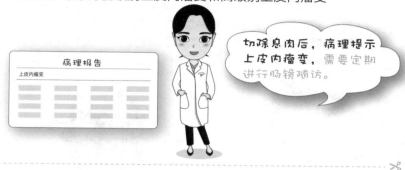

切除息肉后，病理提示上皮内瘤变，需要定期进行肠镜随访。

- 结直肠息肉的发生发展与遗传、饮食、吸烟饮酒、运动、肠道疾病等因素密切相关。

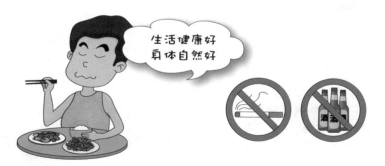

生活健康好身体自然好

有研究提示结直肠息肉术后1年的复发率高达30%～40%，结直肠息肉切除之后，还需要定期复查肠镜，如有息肉复发即时切除。
防治大肠息肉复发的食疗方食疗方见胃篇133-137页。

6.肠镜检查发现结肠里有憩室怎么办?

- **憩室形成原因:**
  ① 肠道发育异常可导致憩室形成,年轻人的结肠憩室多由发育异常而成。
  ② 肠腔的压力经常增高时,人体的结肠也会向外突出形成囊袋状结构,形成结肠憩室。老年人肠道肌层相对松弛更易出现结肠憩室。

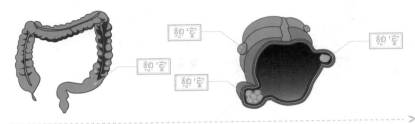

- **症状:**
  绝大多数结肠憩室不会引起症状,结肠憩室可发生结肠憩室炎、穿孔、出血等并发症,少数憩室可能因并发症引起腹痛、腹泻、大便带血等症状。

> 常常是肠镜检查时发现的结肠憩室。

- **得了结肠憩室,我们应该:**
  ① 没有症状的小憩室:无需治疗,需要调整自己的饮食,多吃瓜果蔬菜,并养成定时排便的习惯,以免形成肠腔高压及粪便堵塞憩室引起并发症。

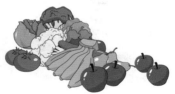

② 有症状的憩室或巨大结肠憩室(直径3~15厘米):必须尽快到医院就诊,医生会根据不同的情况给予药物治疗或肠镜下治疗或外科手术治疗。

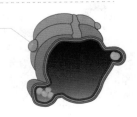

7.大便带血，检查后发现得了 "痔疮"，怎么办？

痔疮是肛管和直肠下端的静脉丛充血、淤血并肿大。

- **症状:**
  排便时出血、便后滴血, 甚至可能是喷射状出血。
  此外, 内痔脱垂、疼痛、瘙痒、肛周不适、排便后肛门重坠等也是常见症状。

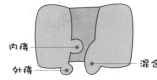

内痔 外痔 混合痔

- **有痔疮的人需要这样做:**

Ⓐ 适当运动, 避免久坐久站。

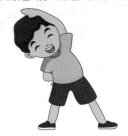

Ⓑ 改变不良的排便习惯, 如排便时不要看书、玩手机, 勿过度用力。

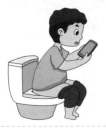

Ⓒ 治疗便秘。

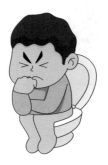

Ⓓ 饮食宜清淡, 增加蔬菜水果摄入量。

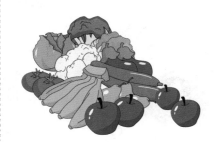

- 治疗：

① 没有症状的,则调整生活方式、饮食习惯,并建立良好的排便习惯即可,不需特殊治疗。

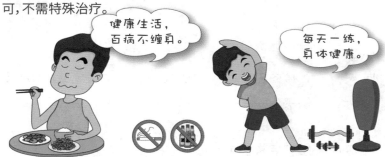

② 症状不严重,根据医生的指导用药物保守治疗,常用成药有复方角菜酸酯栓、马应龙麝香痔疮膏、化痔栓。

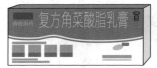 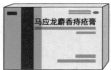 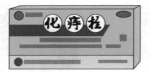

痔疮三宝

③ 症状严重的,如大量出血、严重脱垂以及药物治疗无效的,立即至医院肛肠科,寻求手术治疗。

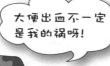

便血需要明确诊断,不能总以为只是痔疮!

8.肠易激综合征，经常肚子疼、拉肚子怎么办？

● 定义：

> 肠易激综合征是一种功能性肠病，表现为反复发作的腹痛，腹泻或便秘，或腹泻与便秘交替，同时可有腹胀的症状。常规检查没有发现能解释这些症状的器质性病变。

● **根据排便习惯的异常可分为四种类型：**

① 便秘型：以便秘为主；

② 腹泻型：以腹泻为主；

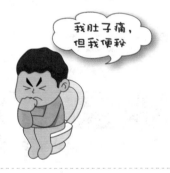

我肚子痛，但我便秘

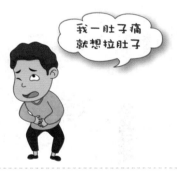

我一肚子痛就想拉肚子

③ 混合型：便秘和腹泻均有，且所占比例大致一致；

④ 不定型：排便习惯无规律。

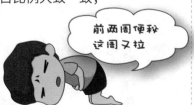

前两周便秘这周又拉

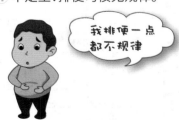

我排便一点都不规律

- 得了肠易激综合征,应该要:

A. 自我调整生活方式、饮食习惯:

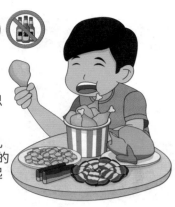

① 戒烟,少喝酒,不熬夜;

② 保持心情平和,尤其要避免大怒大悲、思虑过度;

③ 饮食以新鲜食物为主,少吃富含果糖、乳糖、多元醇、果聚糖、低乳半聚糖等成分的食物,不吃辛辣刺激、油腻、生冷、易引起过敏的食物。

B. 在医生指导下,运用药物治疗治疗:

西医药:对症治疗为主

① 解痉剂	② 止泻剂
适用于腹泻或痉挛性便秘,如匹维溴胺,奥替溴胺,马来酸曲美布汀。	适用于腹泻的治疗,如洛哌丁胺,复方苯乙哌啶,蒙脱石散。
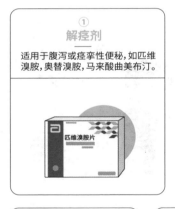	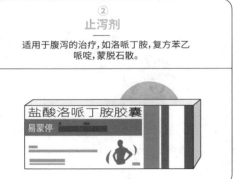

③ 促动力剂	④ 通便剂	⑤ 胃肠微生态制剂
适用于腹胀和便秘型,如莫沙必利,伊托必利。	适用于便秘型,容积性泻剂:如聚卡波非钙,渗透性轻泻剂:如聚乙二醇、乳果糖等。刺激性泻剂应慎用。	适用于伴有肠道菌群失调的肠易激综合征患者。
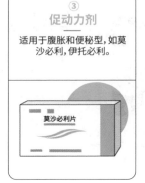	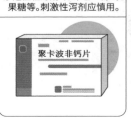	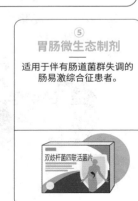

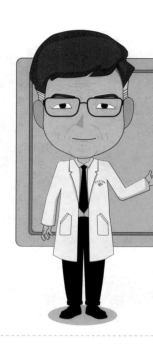

中医药

中医认为肠易激综合征多是因肝郁、气滞、脾虚、湿热、燥热等多种因素所致，故中医药从整体出发，辨证施治，调理体质，可达到缓解症状、减少复发等疗效，在肠易激综合征治疗方面有明显优势。

常用中成药

① 参苓白术颗粒/人参健脾丸

适用于腹泻型脾胃虚弱证，可见进食后易腹泻、胃口差、乏力等症状。

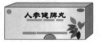

② 参倍固肠胶囊/四神丸

适用于腹泻型脾肾阳虚证，可见黎明腹泻、大便含不消化食物、腹部冷痛、怕冷等症状。

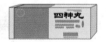

③ 痛泻宁颗粒

适用于腹泻型肝气乘脾证，可见腹痛即泻、便后腹痛缓解、发作与情绪相关、胸胁胀满窜痛等症状。

④ 葛根芩连丸/香连丸

适用于腹泻型脾胃湿热证，可见腹痛即泻、口干口黏、肛门灼热等症状

 便秘型肠易激综合征中成药用药可参考"便秘"一节。

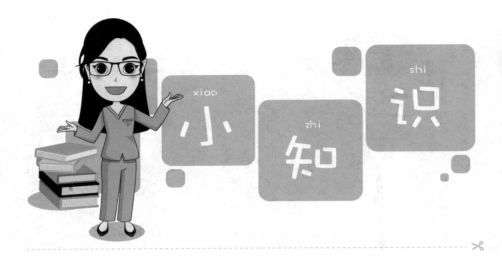

1 小知识：为什么会得肠易激综合征?

A
肠道动力异常和内脏高敏感

腹泻型患者结肠动力异常,肠道对温度及进餐等敏感可引起结肠运动增加,收缩幅度增加,从而产生腹痛、腹胀、排便急迫感等症状。

B
脑-肠轴功能紊乱

脑-肠轴是将胃肠道与中枢神经系统联系起来的神经-内分泌网络,功能紊乱导致肠道动力异常、肠道敏感。

C
肠道微生态失衡

人体肠道内存在多种细菌,相互依存和制约成平衡,对肠道功能有重要作用,一旦肠道菌群失衡,肠道功能也出现异常。

D
肠道感染和免疫因素

急性胃肠炎、痢疾等感染性胃肠病可促使肠黏膜肥大细胞或其他免疫炎性细胞释放炎性细胞因子,引起肠道功能紊乱。

E
精神心理因素影响

多数肠易激综合征患者伴有不同程度的精神心理障碍,包括焦虑、紧张、抑郁、失眠等。

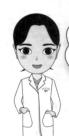

目前肠易激综合征的病因和发病机制尚未完全明确,是上述多种因素共同作用的结果。

西医药治疗以对症治疗为主,只能缓解肚子痛、肚子胀、拉肚子、便秘等症状,而不能"治本"。

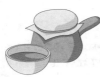

中医药治疗调理体质,能有效缓解症状、减少复发。但重要的是,除了药物治疗外,我们还需要加强生活方式、饮食习惯、心理情绪的调整,才能有效缓解症状、减少复发。

9.经常便秘，怎么办？

便秘是一种症状，可以表现为排便困难和粪便干硬，也可以表现为排便次数减少。

- **排便困难**：排便时费力、排出困难、排便不尽感、肛门直肠堵塞感、排便费时、需要辅助排便。

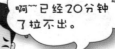

啊～～已经20分钟了拉不出。

- **排便次数减少**：每周排便少于3次。

上述症状持续或反复发作超过6个月就是慢性便秘。

- 病因：

1	其他疾病引起的继发性便秘	糖尿病、肠易激综合征、肠癌等。
2	平时用药导致的药物性便秘	吗啡、复方甘草片等镇静安眠药，苯海拉明、扑尔敏等抗过敏药；硝苯地平、氨氯地平等降压药等等。
3	结肠、直肠肛门	神经肌肉功能失调所致的功能性便秘。

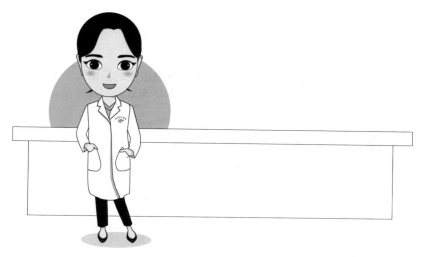

● 功能性便秘分型：

① 慢传输型便秘
是结肠工作出了问题，把粪便推到直肠肛门需要花费更多时间和更大力气。

结肠

没有力气，推不动！

② 出口梗阻型便秘
是盆腔底部控制排便的肌肉间出现了矛盾，有些肌肉想让粪便排出，有些肌肉却想留住粪便，结果导致了粪便难以排出。

肌肉间的收缩与扩张矛盾

盆底肌肉

③ 混合型便秘
由以上两种机制共同所致

● 得了功能性便秘，应该要：

调整饮食方式、养成良好的排便习惯（功能性便秘治疗的基础）：
①适当增加蔬菜水果、粗粮和水的摄入，每日饮水为1.5~2.0升；

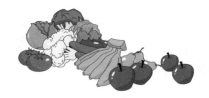

②加强身体锻炼，特别是腹肌的锻炼；

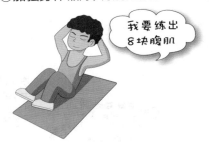

③晨起或早餐后2小时规律内主动排便、蹲位排便、排便时集中注意力。

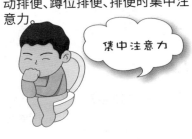

药物治疗

西医药

①容积性泻药
欧车前、聚卡波非钙、麦麸等（轻度便秘可用，服药时需补充足够液体）。

②渗透性泻药
聚乙二醇、乳果糖、硫酸镁等（轻中度便秘可用，不良反应少）。

③刺激性泻药
比沙可啶、蒽醌类药物（只可短期应用，长期应用可形成依赖性，加重便秘）。

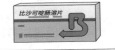

④促动力药
普芦卡必利（疗效和安全性均较好）。

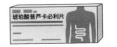

⑤灌肠药和栓剂：
开塞露可塞肛，也可灌肠（只可短期应用），合并痔疮可用复方角菜酸酯制剂。

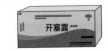

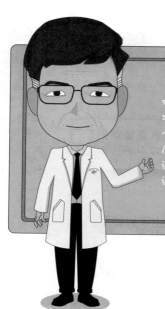

便秘病位在大肠，与肺、脾胃、肝、肾的功能失调息息相关。饮食不节、情志失调、久坐少动、劳倦过度、年老体虚、病后产后等因素均可导致便秘。基本病机是大肠通降不利、传导失司。治疗上以恢复大肠通降功能为目标，需辨证用药。

常用中成药

①麻仁丸/麻仁软胶囊/麻仁润肠丸

润肠通便，适用于肠燥便秘，可见大便干结、腹胀腹痛、口干口臭等症状。

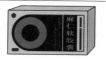

②枳实导滞丸

消积导滞、清利湿热，适用于饮食积滞、湿热内阻所致便秘，可见大便秘结、不思饮食、脘腹胀痛等症状。

③四磨汤口服液

顺气降逆、消积止痛，适用于中老年气滞便秘，可见排便不爽、腹胀、胸胁满闷等症状。

④滋阴润肠口服液

养阴清热、润肠通便，适用于阴虚便秘，可见大便干结、口干、手足心热等症状。

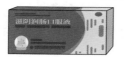

⑤芪蓉润肠口服液

益气养阴、健脾滋肾、润肠通便，适用于气阴两虚型便秘，可见排便无力，大便干结、乏力、口干等症状。

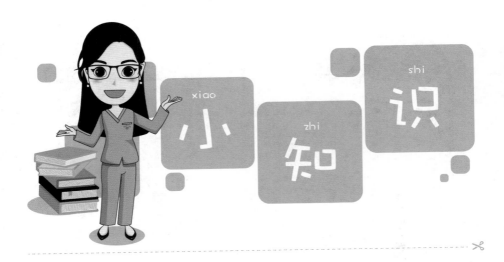

小知识：结肠黑变病是心肠黑的人才会得吗？

人体的结肠黏膜发生色素沉着，呈现浅褐色、棕褐色或黑褐色，即结肠黑变病。

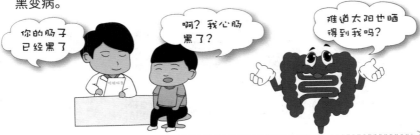

原因：

长期便秘、长期服用蒽醌类（芦荟、大黄、何首乌、番泻叶等均有蒽醌）通便药、长期摄入金属元素或者矿物质均可能导致结肠黑变病。

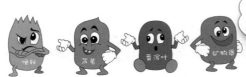

症状:
通常没有症状,也可能出现以下等症状(不具有特异性,一般是经肠镜检查才被发现)

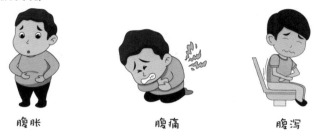

腹胀   腹痛   腹泻

治疗:主要是针对病因治疗

① 长期便秘患者需要正确治疗便秘,最好的办法即是去医院就诊,自己调整饮食并养成定时排便的习惯,切不可长期服用并依赖通便药。

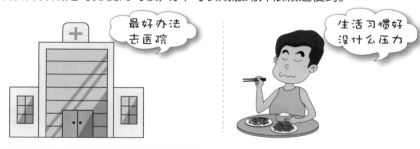

② 长期使用含蒽醌类通便药的患者则需要停用该类药物。

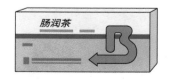

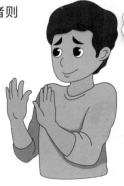

10.大便带黏液、鲜血，检查发现溃疡性结肠炎，怎么办？

溃疡性结肠炎是发生在结直肠，原因不明的慢性非特异性炎症性疾病。

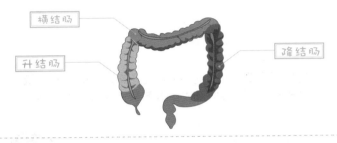

横结肠

升结肠

降结肠

● 症状：

1 局部症状：持续或反复发作的腹泻、解黏液脓血便、腹痛、里急后重。

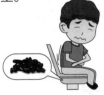

血便

2 不同程度的全身症状：发热、贫血、体重下降等。

消瘦　　　发热

3 关节、皮肤、眼、口腔及肝胆等组织器官受损。

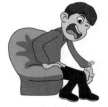

关节痛

4 并发症：大出血、肠穿孔、结直肠癌。

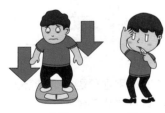

● 肠镜下表现：

肠道黏膜红斑、糜烂、甚至溃疡及自发出血；血管减少或模糊；病变连续。

● 得了溃疡性结肠炎，我们应该：

Ⓐ 进行肠镜检查，了解肠道黏膜病变程度，病理活检。

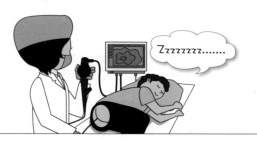

重度活动期需待病情减轻再行肠镜检查

Ⓑ 消化专科就诊，遵医嘱规律服药。

西药

①美沙拉嗪、柳氮磺胺吡啶，有口服制剂、栓剂、灌肠剂，长期服用可出现头痛、头晕、胃肠道不适、肝肾受损等不良反应

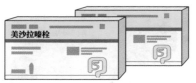

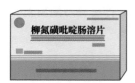

美沙拉嗪是轻中度溃疡性结肠类首选药，但价格较贵；柳氮磺胺吡啶价格较便宜，但不良反应较明显。

②皮质类固醇激素：常用泼尼松。

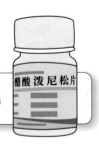

美沙拉嗪无效的中度溃疡性结肠炎可用

③免疫抑制剂：如硫唑嘌呤、6-巯基嘌呤、环孢素。

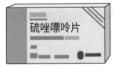

用于激素无效或激素依赖、抵抗的患者

④生物制剂：英夫利西或阿达木单抗

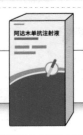

西药治疗溃疡性结肠炎的最后一招

中药

可帮助诱导疾病缓解、稳定病情、协同西药提高疗效、提高患者生活质量和预防复发，同时不良反应较少。

Ⓒ **饮食、作息等方面自我管理**

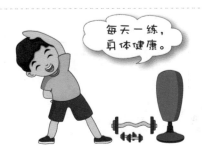

每天一练，身体健康。

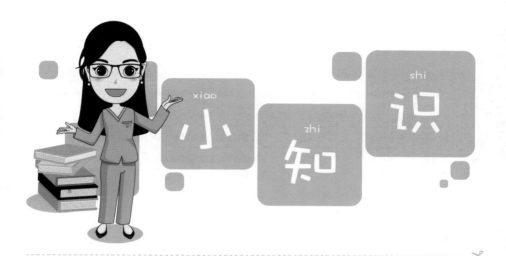

1 小知识：大便没有黏液没有血，可以停药了吗？

大便没有黏液没有血，提示肠炎缓解，但是此时的肠道黏膜未达到愈合状态，可能仍存在红斑、糜烂等病变，而肠道黏膜愈合对于溃疡性结肠炎的预后是非常重要，黏膜愈合，疾病复发概率相对较小，反之则容易复发。因此不可仅凭大便恢复正常就停药。

目前溃疡性结肠炎还无法根治，为防止活动期时疾病恶化或缓解期时疾病复发，所以达到缓解期后，患者仍需要坚持服药或长期服药，具体听从医生的指导。

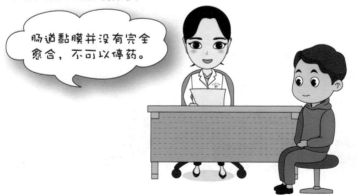

肠道黏膜并没有完全愈合，不可以停药。

Ⓐ 溃疡性结肠炎病情分期

I	活动期	有明显症状	肠镜下活动性病变,可分为轻度、中度、重度。
II	缓解期	无明显症状	肠镜下正常或无活动性病变。

Ⓑ 活动期:

低脂流质或低脂少渣半流质饮食,如优质蛋白的淡水鱼肉、瘦肉、蛋类等,但避免含乳糖蛋白食品,如牛奶。

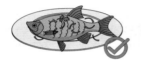 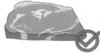

Ⓒ 缓解期:

选择低脂饮食,摄入充足的蛋白质,避免食用容易胀气和刺激性的食物,如粗纤维和辛辣食品。

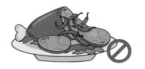 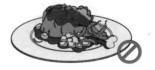

达到并维持缓解期是治疗目标

Ⓓ 根据体质选择食物种类:

湿热证患者慎食牛羊肉和烧烤等温性食品,虚寒证患者避免进食生冷食物如海鲜、冷饮、冷菜冷饭等。

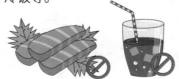

海鲜　　　　冷饮

Ⓔ 食疗:

脾虚证可服用山药莲子粥,阴虚者可用槐花百合粥,湿热体质可服用薏苡仁马齿苋粥等。

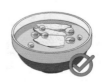 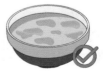

山药莲子粥　　薏苡仁马齿苋粥

11.结直肠癌怎么治疗?

①晚期结直肠癌:

- **手术局部切除加淋巴结清扫+放疗、化疗:**
  手术切除肿瘤,清扫淋巴结,并用射线或药物杀死残余的体内肿瘤细胞。

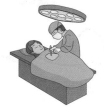

手术切除

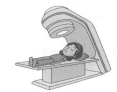

放疗

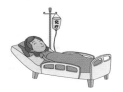

化疗

- **支架植入术:**
  适用于结直肠癌引起的肠腔狭窄、肠道梗阻。

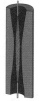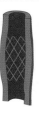

②中期结直肠癌:

- **手术切除并行淋巴结清扫+放化疗**

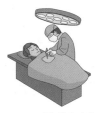

手术切除

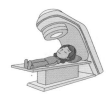

放疗

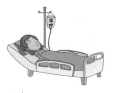

化疗

早期结直肠癌:

● **内镜下切除:**

创伤小, 恢复快, 仅适用于局限于黏膜下层以上, 无远处及淋巴结转移的早期结直肠癌。

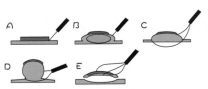

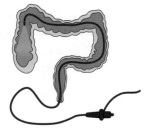

注:A将病变部位冲洗干净,使其充分暴露;B在病变周边进行黏膜下注射;C应用圈套器将病变部位圈套;D圈套器收紧后提起病变并通电切除;E回收组织标本

● **手术切除加淋巴结清扫:**

适用于浸润深度已超过黏膜下层的结直肠癌, 伴或不伴淋巴结转移。

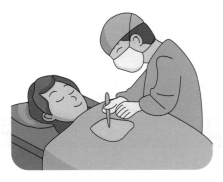

12.预防结直肠癌有哪些妙招?

①调整饮食习惯:

高膳食饮食为主,粗细搭配,多吃蔬菜水果,特别是十字花科蔬菜如小白菜、西兰花、卷心菜、花菜、绿叶甘蓝等;少吃猪、牛、羊等红肉及加工肉制品,如火腿、香肠、咸肉、热狗以及肉类罐头等;

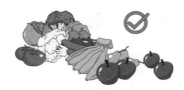

红肉

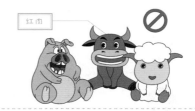

②戒烟,不要长期大量饮酒:

长期吸烟及长期大量饮酒是结直肠癌发病的高危因素

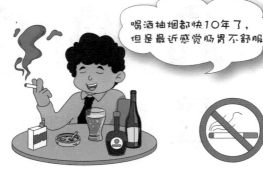

喝酒抽烟都快10年了,但是最近感觉肠胃不舒服

③合理体育锻炼,控制体重:

肥胖是结直肠癌发病的潜在高危因素,而运动和控制体重则可以一定程度降低其发病风险。

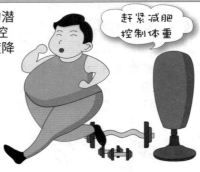

④积极进行结直肠癌筛查,及时切除肠息肉:

年龄≥40岁的,特别是有结直肠癌家族史的,都应定期至医院行肠镜检查,早发现早治疗。
腺瘤性息肉是结直肠癌的癌前疾病,发现肠息肉应及时切除,降低结直肠癌发病风险。

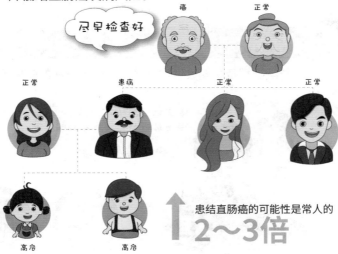

患结直肠癌的可能性是常人的
2~3倍